D1560136

El principio de la vida

El principio de la vida

Dra. Encarna Muñoz

VERGARA

Papel certificado por el Forest Stewardship Council®

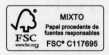

MIXTO
Papel procedente de
fuentes responsables
FSC® C117695

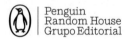

Penguin
Random House
Grupo Editorial

Primera edición: enero de 2021

© 2021, Encarna Muñoz Jiménez
Autora representada por Silvia Bastos, S. L. Agencia literaria
© 2021, Penguin Random House Grupo Editorial, S. A. U.
Travessera de Gràcia, 47-49. 08021 Barcelona

Printed in Spain – Impreso en España

ISBN: 978-84-18045-22-6
Depósito legal: B-6.302-2020

Compuesto en Llibresimes, S. L.

Impreso en Romanyà Valls, S. A.
Capellades (Barcelona)

VE 4 5 2 2 6

A mis hijos Jordi, María y Carlos

Índice

Nota al lector

Este es un libro que pretende concienciar a los padres del hecho de que, aunque el desarrollo emocional de un niño se realice en etapas posteriores a las que comprenden los tres primeros meses de vida, solo cuando se da un buen comienzo puede ser efectivo todo lo que ocurra en el crecimiento durante las fases posteriores.

Saber de esta realidad puede angustiar a los padres por la responsabilidad que comporta, pero es importante estar tranquilos en este sentido. Deben saber que el conocimiento que necesitan no lo van a aprender de un libro ni de internet ni de ninguna charla, sino que brota de un lugar que precisamente es muy distinto al de la razón; nace del amor que surge entre ellos y su hijo.

Lo que precisa el recién nacido es, sencillamente, todo aquello que su madre le puede proporcionar cuando se siente tranquila y actúa con naturalidad.

Espero que este libro ayude a los padres y a todas las personas que tengan interés por conocer algo más del origen de cada uno de nosotros.

Ignorar las realidades que aquí se exponen puede interferir o impedir que exista la suficiente sensibilidad como para que la relación maternofilial esté protegida. Por eso este libro no pretende aleccionar ni dar consejos, sino hacer visibles los imperceptibles procesos que se dan en los bebés de pocos meses, los cuales permanecen ocultos a la observación directa.

El libro no tiene necesariamente un principio ni un fin y puede emplearse a demanda, leerse como mejor convenga. Pueden escogerse del índice los capítulos o los puntos que en un momento dado más apetezcan para leer. La información que se obtenga ayudará, tanto a los padres como a las personas que están en contacto con bebés de esta edad, a comprender algo más de lo que sucede.

Otro dato importante que debe tenerse en cuenta al leer el libro es que se refiere básica y exclusivamente a un período que abarca, de manera aproximada, los primeros tres meses. Un condicionamiento fundamental de este período es que la persona que crea el vínculo a partir del cual el niño consigue diferenciarse es la madre, o la persona que actúa como tal. En este período es ella la que establece una unión exclusiva con él. El padre también interviene, naturalmente, y existe para el niño, pero no ejerce la función de madre. La madre es la persona con la que el niño se siente fusionado y a la que percibe como si fuera él mismo.

Siempre que hablemos de madre en este libro, nos referimos a la persona que ejerce la función materna, ya sea un hombre o una mujer, ya se trate de hijos adoptivos o no. A este concepto se alude en los siguientes apartados: «¿Solo puede existir una madre?» y «¿Hombres padres u hombres madres? Madres biológicas».

Durante los primeros tres meses de vida, el padre sabrá cómo soportar sentirse excluido de la fusional relación entre madre e hijo, no es posible de otra forma. El hijo necesita unirse a su madre y solo a ella. Por esta razón, aunque el padre tiene un papel fundamental en este período, es la madre, o el que de los dos decida ejercer el rol materno, quien debe asumir en exclusiva el vínculo maternizante.

El padre también participa intensamente en este período, lo cual también es necesario para la creación del lazo emocional entre él y el bebé, pero de forma distinta a como lo hace la madre.

Pese a la desigualdad, se trata de una realidad irreductible en estas primeras semanas de vida.

Introducción

Es probable que los padres o futuros padres que se dispongan a leer este libro sean padres concienciados en busca de fórmulas o información que los puedan orientar ante una tarea tan trascendental —y desconocida— como tener un hijo. Y aquí no tienen ninguna importancia las veces que se haya fantaseado con esta idea, pues la realidad es que la paternidad o la maternidad no son abordables hasta que se pasa por ellas.

Como suele suceder con la mayoría de las vivencias personales, la de ser padres resulta una experiencia intransferible, y ninguna explicación o libro puede llegar a transmitir la transformación que supone para los progenitores el nacimiento de un hijo. En definitiva, este hecho tan solo es concebible desde la vivencia misma. Esto lo saben bien los que ya la hayan pasado: nada resultará ser tan ideal como imaginaron, nada les habrá podido preparar para la intensidad de emociones y cansancio físico que se avecina tras la llegada de su primer hijo al mundo. Por más datos que se obtengan y cursos de preparación que se sigan, nadie les va evitar la experiencia o, mejor dicho, nada les ahorrará el imprescindible caos emocional del principio. Y cuando digo «imprescindible», me refiero a que solo atravesando por esa vivencia que sacude todo nuestro psiquismo, o todo el conjunto de caracteres y fenómenos psíquicos de una persona, se puede llegar a crear el vínculo suficiente como para que se conviertan en padres de sus hijos.

Por más empáticos que crean ser, no hay charla capaz de ahorrarles la conmoción por la que necesariamente hay que pasar y que posibilita la transformación psíquica emocional que se requiere. Por eso, el objetivo de este libro no es sustituir el criterio de los padres, sino más bien inspirarles respuestas que surjan desde dentro de sí mismos. Conseguir que la información que puedan obtener de él reorganice lo que ya desde hace tiempo se encuentra dentro de ellos por instinto. Dar lugar a la suficiente confianza como para adaptarse de forma creativa a las necesidades del recién nacido, especialmente cuando, agotados por las exigencias de la experiencia, casi no puedan ni llegar a entender lo que les ocurre. A fin de cuentas, será la naturaleza, más que la información racional, lo que los dotará de un perfeccionado mecanismo de adaptación que ya hemos mencionado: el instinto. Solo hay que procurar no obstaculizarlo.

Tolerar el desconcierto inicial forma parte del proceso, se trata de una especie de inmersión en un nuevo lenguaje, donde las necesidades del niño al comienzo tienen que ser descifradas, deducidas por los padres. Esta tarea de conocimiento mutuo entre el niño y sus padres se inicia de tal manera que no puede ser acometida si no es desde la experiencia misma.

La llegada al mundo de un hijo supone, por lo tanto, el nacimiento de una nueva condición personal para la madre y el padre. Así, nada volverá a ser igual porque se trata de un aprendizaje individual que, a la fuerza, pondrá patas arriba la forma de pensar y de proceder de ambos y los obligará a enfrentarse con sus propias limitaciones.

Cuando la felicidad que habían imaginado se convierte en interminables noches en vela, en cansancio, en alteraciones hormonales para la madre, en cólicos en el caso del niño y demás urgencias que no tienen espera, a la fuerza se desmonta la visión idealizada que hasta entonces tantas veces soñaron. Es en ese instante de agotamiento cuando la presión compromete la resistencia personal y emergen las inseguridades de cada uno, jugando, como no podía ser de otra forma, malas pasadas.

La llegada al mundo de un hijo, con todo lo que conlleva, implica para cada uno de los padres la reorganización de su manera de procesar la realidad, una especie de resurgimiento también para ellos, que tienen a su vez que nacer como padres. Ser padres biológicos no convierte automáticamente a nadie en «padre» o «madre», esta condición tan solo se gana a través de la interacción constante entre ellos y el bebé, que los capacita para la entrega y la abnegación que la crianza requiere.

A medida que esta etapa vaya evolucionando espontáneamente, el desconcierto inicial que suponen los primeros meses de vida dejará paso a una nueva condición en la que aflorará un sentimiento de pertenencia tan profundo que se pierde en la esencia de ellos mismos. En adelante, ya no será posible pensarse sin los hijos; así se los reconoce como tales, desde el sentimiento, envolviéndolos con deseos e impulsándolos de este modo hacia la vida.

Predecir el pasado

Mi trabajo consiste básicamente en la extraña tarea de «predecir» el pasado de mis pacientes. Predecir el pasado o, lo que es lo mismo, descubrir qué ocurrió o —demasiadas veces— qué fue lo que no ocurrió y qué debería haber ocurrido en sus infancias para que en la actualidad puedan sentirse libres, sin bloqueos que mermen sus deseos y sin miedos que los mantengan en el pasado y les impidan ser adultos felices. En definitiva, encontrar qué traba inconsciente los mantiene atrapados y no les permite alcanzar una vida plena en la actualidad.

En general, los síntomas por los que me suelen consultar mis pacientes tienen su origen en traumas originados en la infancia y que generan conductas que repiten involuntaria e inconscientemente en el presente. Solo mediante el contacto con el padecimiento de tantas personas he podido llegar a percibir la influencia que las vivencias infantiles tienen en el presente. Semillas imperceptibles que brotan en cualquier momento de la vida y que remiten a traumas vividos en la infancia. Por ello, me parece esencial intentar transmitir —y no precisamente a las madres, que suelen saber todo lo necesario de forma natural, sino a la sociedad en su conjunto— la importancia que tiene de cara al futuro proteger a los niños y a sus padres durante la delicada época de crianza.

Así pues, mi tarea como psicoanalista consiste en desenmascarar las ataduras invisibles que los mantienen sujetos al pasado traumático de sus infancias y que condicionan las vivencias de su presente. Para eso no queda más remedio que atender al niño lesionado que se encuentra dentro de cada paciente. Al observar el esfuerzo que de adulto supone vencer las trabas que las insuficiencias del desarrollo infantil dejan en la persona, es inevitable pensar cuántos sufrimientos se habrían podido evitar si la conciencia colectiva tuviese más en cuenta las lesiones que se originan durante el crecimiento.

Y aun admitiendo que en general se va aceptando la idea de que la infancia condiciona la formación de la personalidad adulta, se ignora la capital importancia del primer año de vida y, en especial, la profunda influencia que las vivencias de los tres primeros meses tienen en el establecimiento de la salud mental.

Así, es vital concienciar al conjunto de la sociedad de lo importante que resulta proteger a los padres, especialmente durante las primeras etapas de la crianza, con medidas políticas, como son bajas paternales y maternales lo suficientemente prolongadas, así como ayudas sociales que permitan una adecuada dedicación. No se puede obviar que el futuro de cualquier sociedad precisa de la salud mental de los individuos que la componen.

1

La futura salud mental

El niño, que nace con un psiquismo muy rudimentario, experimentará el máximo desarrollo neuronal en los primeros meses de vida. Sobre este se apoyarán más adelante todos los progresos psíquicos y cognitivos. Cualquier alteración de este proceso dejará secuelas que dificultarán en el futuro el desarrollo psíquico y cognitivo del niño. Por lo tanto, la salud mental dependerá en parte de que en este período todo funcione felizmente y, para que esto ocurra, es imprescindible una correcta adaptación del entorno a las necesidades del recién nacido.

LA EXTREMA IMPORTANCIA DE LA EXPERIENCIA INICIAL

1.1. Los tres primeros meses condicionan el resto de nuestra vida

Todo el período de crecimiento es importante para lo que devendrá en el futuro. Lo que este nos depare y la forma en que lo resolveremos y viviremos dependerán de la capacidad de adaptación que hayamos podido desarrollar durante la infancia. Nada nos salva del porvenir, pero el hecho de haber sido atendidos y protegidos de niños nos permitirá ser adultos más felices y creativos ante las dificultades. Si nuestros comienzos fueron plácidos en un ambiente fiable, esa vivencia permanece en nuestro interior, unida a nosotros de tal forma que pasaremos el resto de nuestra vida intentando reproducir esas sensaciones de bienestar. Esto condicionará muchas cuestiones de nuestro futuro: la imaginación con la que afrontemos los problemas o con la que aceptemos la incertidumbre o los inevitables fracasos, todo dependerá de lo que las primeras experiencias hayan sedimentado en nosotros.

Si al comienzo nos ayudaron a soportar las esperas, si nos protegieron durante las ineludibles ansiedades, si los estados de inquietud se convirtieron, gracias a los cuidados, en vivencias de contención y de confianza, todo ello dejará una huella imperecedera que, más adelante, nos permitirá afrontar situaciones semejantes con la misma tranquilidad y seguridad que en aquel primer período.

La forma en que afrontamos estas vivencias, sobre todo en los momentos difíciles, requiere de la templanza que se empezó a constituir durante las infinitas interacciones entre madre e hijo de los primeros meses, y que fue consolidándose paso a paso a lo largo de la niñez.

Así, en los momentos de estrés, es probable que los adultos que durante la infancia no fueron suficientemente contenidos en sus angustias no encuentren dentro de sí mismos los recursos emocionales necesarios para hacer frente a la situación. Y la razón es que de niños nunca llegaron a sentirse seguros. Ya de adultos, actúan como los niños asustados y desbordados que un día fueron. El niño necesita que se establezca una buena estructura inicial en la que asentar el resto del crecimiento y son precisamente los primeros meses de vida los más esenciales: si este período no transcurre de forma adecuada, el resto de la vida mental quedará afectada.

Si las carencias han sido excesivas, el daño será difícilmente reparable. Sin embargo, cuando no han llegado a lesionar de manera irreversible al bebé, tal vez sea factible la reparación durante el resto de la infancia e incluso durante la vida adulta si bien a costa de un gran esfuerzo que incidirá, sin duda, en otros aspectos de la vida.

1.2. El desarrollo del cerebro depende del amor de los padres

Cuando se abraza a un bebé, se estimulan los receptores de presión que se encuentran bajo su piel y estos envían una señal al cerebro que desencadena una cascada de sensaciones de relajación. Estas sensaciones son producto de la respuesta fisiológica del organismo a la segregación de una serie de hormonas que reducen el estrés y fomentan el bienestar. Así, disminuye el nivel de cortisol, la frecuencia cardíaca se enlentece, la digestión mejora, el dolor se alivia y el bebé se siente contenido, a salvo. De esta forma, los niños que hayan recibido caricias y gestos de confianza frecuentes se desenvolverán mucho mejor en la vida, porque habrán desarrollado conductas menos estresadas, serán menos propensos a padecer asma, diabetes, alergias, dermatitis, enfermedades autoinmunes, depresiones o trastornos en la atención.

El amor y los cuidados de los padres, sobre todo durante los primeros meses, dejarán huellas físicas y bioquímicas que condicionarán no solo la morfología del cerebro del pequeño, sino aspectos como el tipo y cantidad de neurotransmisores de los que dispondrá en el futuro, la forma en que se desenvolverá ante situaciones de estrés, las capacidades cognitivas y otras muchas aptitudes.

Cuando observamos a un bebé que duerme plácidamente en su cuna, resulta difícil percatarse de la cantidad de cambios o de la velocidad con que estos se dan dentro de él. En ningún otro momento será el crecimiento tan rápido ni tan espectacular como durante el embarazo y el primer año de vida. En consecuencia, las experiencias afectivas de esta época serán, en parte, responsables de la evolución del crecimiento. Y es que la biología por sí sola no es suficiente para un crecimiento saludable, pues carece del componente esencial para el desarrollo humano: el afecto, que solo puede ser aportado por los padres y el entorno familiar.

Probablemente sorprenda saber que el elemento más importante para el crecimiento no sea físico, sino de naturaleza no orgánica, como es el afecto. Por esta razón la comunicación entre padres e hijos resulta vital para el crecimiento, en cierto sentido tan fundamental como la alimentación. El bebé no crece solo por la cantidad de leche que ingiere, ni por los cuidados que recibe, aunque estos sean muy efectivos, sino básicamente gracias al contacto emocional que establece, al principio, con su madre y, algo más tarde, con el entorno.

El niño que se encuentra seguro en un ambiente afectivo sano adquiere la capacidad para tolerar estímulos, tanto de satisfacción como de frustración, y aquí hay que señalar la importancia de la inevitable frustración, tan imprescindible e importante para el desarrollo como la felicidad que proporcionan los estímulos de satisfacción (más adelante trataremos la importancia y la necesidad de la frustración, como pieza esencial en la formación del psiquismo). Solo la combinación de ambas percepciones —satisfacción y frustración— facilitará las experiencias que el cerebro en neoformación necesita.

Cuando la atención o el sostén emocional del bebé son deficientes, este inhibe su contacto con el exterior y su interacción disminuye precisamente en un momento en que el crecimiento requiere tanto del intercambio con el exterior.

En una investigación longitudinal sobre el desarrollo de niños rumanos adoptados a principios de los años noventa por familias británicas, dirigida por Michael Rutter y Edmund Sonuga-Barke, del Instituto de Neurociencia del King's College de Londres, se observó a un grupo de huérfanos que habían permanecido durante los primeros meses de sus vidas en condiciones emocionales extremas. Dicho análisis evidenció la trascendencia y las consecuencias que el afecto tiene sobre el desarrollo en los primeros meses de vida. Como consecuencia de las paupérrimas condiciones en las que iniciaron sus vidas, aquellos niños presentaban graves carencias físicas, tales como disminución de la talla y del peso, y también del perímetro craneal, además de otros trastornos motores y cognitivos. El hecho de que muchos de ellos fueran niños adoptados permitió llevar a cabo un seguimiento prolongado de su evolución. Se observó que, a pesar de las alteraciones que presentaban en el momento de ser adoptados, transcurridos unos años el retraso físico mejoró en todos ellos sin demasiadas complicaciones ni secuelas considerables. Sin embargo, no ocurrió lo mismo en cuanto al desarrollo cognitivo y emocional, donde seguía habiendo grandes diferencias. Un grupo, aquellos que habían sido adoptados antes de los seis meses de vida, no presentó alteraciones en su comportamiento, más allá de las normales, tanto durante la infancia como durante la adolescencia; es decir, se conseguía normalizar su crecimiento y se evitaban las secuelas que ocasionaba el maltrato de los primeros meses, pues el entorno afectivo conseguía paliar el daño. El otro grupo, el de los adoptados después de los seis meses de vida, mostró durante toda la infancia y especialmente en la adolescencia síntomas autistas, dificultades en el aprendizaje, hiperactividad, déficit de atención y otros problemas de comportamiento que no se resolvieron; esto es, eran irreversibles o poco modificables, a pesar de haber contado también con un entorno afectivo adecuado. En definitiva, la diferencia entre los trastornos que presentaban un grupo y otro dependía solo de la edad en que habían sido adoptados. Los responsables del estudio concluyeron, por lo tanto, que la maleabilidad del cerebro durante los primeros meses de vida es muy grande y, por consiguiente, todas las condiciones que se den durante ese período influirán de forma decisiva en la construcción de este. Después de los seis meses, por el contrario, la plasticidad no es la misma y el tejido neuronal se consolida y ya no permite cambios radicales de tipo estructural.

El bebé amado, en la seguridad que la emoción le proporciona, sentirá inclinación a explorar su incipiente universo, a curiosear sintiéndose apoyado, a tantear sensaciones que son imprescindibles y forman parte de su crecimiento. Necesita experimentar para adaptarse mejor al mundo que lo rodea y esa experimentación no se producirá si no existe seguridad.

1.3. Las neuronas se activan y crecen en la seguridad del vínculo materno

Son muchos los que todavía creen que el ser humano tan solo se constituye desde las leyes orgánicas predispuestas por la genética. Probablemente porque desconocen que nada más que un tercio del funcionamiento del cerebro depende de los genes y que los dos tercios restantes son el resultado, por un lado, del desarrollo que se produzca durante el embarazo y, por el otro, de las vivencias afectivas de los primeros años de vida, circunstancias que implican que tanto el funcionamiento como las características del cerebro no dependan en exclusiva de la herencia.

Hasta hace poco se creía que todo estaba determinado desde el preciso instante en que se producía la concepción, momento en que el material genético del padre y el de la madre se combinan, para fijar la carga genética definitiva. Pero la observación más precisa que ha hecho la ciencia sobre este desarrollo nos ha demostrado una realidad bien distinta: la naturaleza, que siempre diseña los mejores planes, deja al entorno la determinación de la mayor parte de los rasgos morfológicos y funcionales del cerebro. La finalidad de esta participación tan definitiva del ambiente en el crecimiento no es otra que la de conseguir la mejor adaptación posible al medio.

Todo el vertiginoso proceso del desarrollo neuronal transcurre básicamente durante el período en que el niño se encuentra vinculado a la vida a través de su madre, es decir, durante el embarazo y los primeros meses, cuando la fusión con la madre es completa. La influencia que este estrecho lazo emocional tiene sobre el desarrollo del niño es decisivo en la configuración tanto de la morfología del cerebro como de la formación de los primeros rasgos psicológicos.

El desarrollo del tejido neuronal en esta temprana etapa es apasionante. Sabemos que hasta los seis meses de gestación, las neuronas se multiplican de forma extraordinaria y que es a partir de esa edad gestacional cuando la velocidad con que se habían reproducido hasta entonces enlentece y comienza otro período en el que lo que aumenta de forma excepcional son las conexiones entre ellas. Este aumento resulta fundamental para que el cerebro empiece a conectar información. Así, a esta edad, gracias al espectacular desarrollo neuronal, el cerebro del feto se encuentra preparado para recibir y procesar, tanto los estímulos que llegan desde el exterior, como los que genera él mismo: comienzan a darse las primeras respuestas.

Los innumerables nexos neuronales tejen una red de infinitos trayectos y cruces que quedan disponibles para ser usados. Se trata de un período de máxima plasticidad en el que casi todo está por escribir, un momento único que debe protegerse para su correcto desarrollo. Y, para ello, la naturaleza ha previsto el hábitat más favorable posible: el seno materno durante el embarazo y el entorno inicial del recién nacido, ambos sostenidos y nutridos por el vínculo con la madre.

El tejido nervioso que constituye el cerebro es refractario a estímulos de intensidades excesivas o insuficientes, un mecanismo de protección del que dispone para evitar daños. En virtud de esto, no todos los estímulos pueden transformarse en impulsos nerviosos aptos para circular por las vías neuronales. Esta cualidad selectiva del cerebro tiene una gran importancia en la percepción y en el tipo de experiencias que el recién nacido es capaz de discernir. Cuando una madre se adapta a las necesidades de su hijo, está filtrando y modulando la intensidad de los estímulos, los está transformando en realidades adecuadas para ser percibidas por el cerebro de su hijo. Se trata de una fase del crecimiento en que las experiencias establecen cómo va a ser el desarrollo cerebral, por ello el niño es totalmente dependiente de su madre, la conexión con ella es determinante. De esta forma, solo en la seguridad y la protección que ofrece el vínculo materno, es posible un desarrollo sano del cerebro; fuera de él, sin su protección, los estímulos pueden resultar excesivos o inexistentes, en cualquier caso inservibles como experiencias.

1.4. El inicio de la fantasía, de la creatividad, de la confianza y de otras cualidades

En los primeros meses de vida, el niño, gracias a las múltiples interacciones con su madre, empieza a percibirse como un ser separado de ella, a la vez que comienza a tomar conciencia de sí mismo y de la realidad. Es durante este silente e imperceptible proceso de diferenciación de la madre cuando se establece la predisposición para cualidades como la creatividad, la confianza, la generosidad, incluso la capacidad para amar, entre otras.

Fantasear con el pecho mientras se chupetean los puños constituye la primera acción psicológica autónoma del niño, que tendrá la finalidad de aplacar por un tiempo el dolor que le provoca el hambre. No obstante, pronto el empuje a fantasear ya no será provocado por la tensión interna del hambre, sino que el bebé buscará el placer tan solo por el gusto del placer, desvinculándolo de la alimentación, es decir, se entretendrá chupeteando sin que eso signifique que está aplacando algún malestar interno. Este paso es decisivo en la evolución hacia el desarrollo de muchas de las cualidades vinculadas con el placer.

Para fantasear tiene que empezar a crear. Para disfrutar de las cosas que comienza a percibir a su alrededor debe recrearlas, no le basta con percibirlas, pues la fantasía requiere algún tipo de transformación por parte del niño. Podrá, por ejemplo, entretenerse mirando la luz que entra por la ventana o se recreará escuchando ese sonido que se repite y que le llama la atención. En definitiva, empieza a imaginar un mundo que lo entretiene y se deleita plácidamente en sus creaciones. Despliega su curiosidad y con ella la aptitud creativa, que no es nada más que su interés por el mundo que lo rodea, y la forma en que se entretenga, o las cosas que le atraigan de ese mundo, dependerán exclusivamente de su incipiente capacidad para empezar a crear.

Para que esta fase se desarrolle de forma espontánea y favorable se necesita una madre tranquila y confiada, que ponga en juego su propia creatividad para formar un universo seguro y estable para el bebé. Si es generosa en su disposición para el niño, este la espera confiado; si lo ama, el bebé percibe el amor de su madre como algo que surge desde dentro de él, como una vivencia profunda para amarse a sí mismo y más tarde a los demás.

El bebé adquiere el temple para soportar la tensión interna de la misma manera en que su madre soporta la tensión que le supone la crianza. Será tan creativo para entretenerse en las esperas o en algunos momentos de malestar como perciba que lo es su madre, cuando la tensión aumenta, y se sentirá generoso o paciente en la medida en que lo sea su madre. En realidad, los sentimientos ni siquiera son compartidos; solo es que el sentimiento de la madre es sentido por el bebé como propio.

Las huellas que dejan estas primerísimas vivencias las encontramos en todas las formas de amor posteriores, en cómo los niños aman a sus padres, a sus maestros, a sus amigos, en cómo amarán a sus futuras parejas y, sobre todo, en cómo amarán a sus hijos. Y aunque estas cualidades de generosidad, creatividad y otras predisposiciones cuajan en el primer período de la vida, tienen que consolidarse durante el resto de la infancia, lo cual resulta difícil en los casos en que estas nunca antes existieron ni pudieron sentirse.

1.5. Nada de lo que experimenta un niño desde el inicio se pierde

Aunque la mayor plasticidad del cerebro se dé esencialmente durante los primeros meses de vida, parece ser que esta situación de maleabilidad plástica puede durar hasta los dos primeros años, circunstancia que da una idea de la influencia y las marcas que puede dejar en el niño cualquier experiencia vivida en esta época.

A esta edad la memoria del niño aún no está organizada, pero eso no quiere decir que no exista en él algún tipo de registro en que las experiencias tanto de satisfacción como de displacer queden inscritas como vivencias, que más adelante pueden ser evocadas en forma de sensaciones.

El hecho de que su mente no pueda dar explicación o comprender lo que sucede no significa que no perciba lo que le ocurre. Todas las vivencias dejan huella. Es curioso que cuando las cosas marchan bien las experiencias que se tienen forman parte del crecimiento y no se perciben como algo con demasiada intensidad, pero cuando las experiencias no han sido las correctas la intensidad de estas vivencias perdura como una herida sin cicatrizar.

El cerebro del niño comienza a funcionar en sincronía con el de su madre. Esta circunstancia parece ser que determina la producción, por parte del cerebro del niño, de determinadas hormonas y neurotransmisores en concordancia con el de su madre. Este funcionamiento neuro-hormonal queda fijado y condiciona el comportamiento futuro, lo cual da una noción de la influencia que tiene cualquier experiencia durante este período.

Por lo tanto, en esta fase de la vida, en que las vivencias emocionales dejan huella en el «recuerdo físico» del cuerpo, donde las emociones y lo corporal no están bien delimitados, y donde los recuerdos son corporales, ninguna experiencia se pierde; por el contrario, todas dejan una marca silente.

1.6. El niño, un feto hasta los diez años. Pantalla psíquica y física ante el desvalimiento

El hecho de que los seres humanos sean capaces de adaptarse y comprender lo que les rodea depende básicamente de la capacidad emocional que han adquirido a lo largo de su evolución como especie. Ser sensibles, usar la psicología y, sobre todo, la capacidad para amar nos ayuda a entender el mundo y a adaptarnos a él, nos permite responder de forma inteligente y creativa a los retos y, más importante aún, nos proporciona la aptitud para sublimar. Esta es la cualidad que permite trascender a nosotros mismos a través del arte y la cultura, algo que nos diferencia del resto de las especies.

Sin embargo, esta misma sensibilidad que tanto nos ayuda a adaptarnos y a progresar también nos hace especialmente vulnerables durante nuestro crecimiento. Desde que el bebé se engendra, y hasta que llega a la edad adulta, la complejidad de su desarrollo está en consonancia con las inmensas capacidades que después desplegará. Es precisamente por esta complejidad que el ser humano nace tan inmaduro: no son suficientes los nueve meses de embarazo, necesitará un período mucho más largo de desarrollo, por lo que la mayor parte del crecimiento sucede fuera del seno materno. En realidad, podemos considerar al niño como un feto hasta los diez años de edad. Si observamos a la mayoría de las especies, vemos cómo desde el nacimiento se comportan como si fueran adultos: a las pocas horas andan y corren, se alimentan y son capaces de desenvolverse por sí mismos. Así, el desvalimiento con que nacen las crías está en función del grado de evolución de la especie: cuanta menos evolución, menos desvalimiento al nacer.

El cachorro humano nace desamparado precisamente por la complejidad de su desarrollo, y este hecho debe orientarnos acerca de la vulnerabilidad del niño durante el crecimiento: requerirá de los padres y del entorno una especial adaptación. Así, hasta completar el crecimiento, los padres deben realizar una tarea de contención y unos cuidados que consigan, entre otras cosas, un ambiente estable y lo más constante posible. Esto supone ejercer una función parecida a la que en un principio cumplió el seno materno; deberán convertirse en una especie de útero psíquico, crear un espacio en sus mentes que les permita proteger a su hijo hasta que este complete su maduración. Entender que parte de su cometido como padres es una tarea de protección similar a la que en su momento ejerció el seno materno puede ayudarlos a comprender el estado de vulnerabilidad en que vive su hijo y la necesidad que este tiene de vivir en un entorno resguardado donde crecer seguro. Mentalmente, tienen que funcionar como una barrera antiestímulo que filtra todo aquello que resulta excesivo para el pequeño.

Además de los padres, la sociedad en general deberá convertirse en una pantalla antiestímulo que proteja el crecimiento saludable de la infancia, algo que solo es posible cuando la colectividad tiene un buen conocimiento de los procesos de desarrollo que deben vivir los niños para llegar a convertirse en adultos y ciudadanos creativos y competentes.

2

El período prenatal y el embarazo

Paralelamente al embarazo físico de la madre, en ambos progenitores se origina una transformación psíquica imprescindible —y prevista por la naturaleza— para prepararlos para la paternidad.

EL PAPEL DE LOS PADRES EN LA CONCEPCIÓN

2.1. El deseo de ser padres

Tanto en una mujer como en un hombre, el deseo de tener un hijo proviene de muy lejos; se remonta a sus vivencias de la primera infancia e incluso más allá a los primeros vínculos cuando ellos mismos eran bebés. La forma en que fueron amados o deseados por sus padres inicia la capacidad para el amor, que tanto tiene que ver con el deseo de paternidad. Así, todos amamos a los demás y a nosotros mismos de igual manera y con la misma intensidad con la que fuimos amados de niños.

El deseo de un hijo que aparece en mujeres y hombres proviene de la forma en que sus propios padres los cuidaron y de multitud de experiencias posteriores, que se concretan en el momento de la concepción. Podríamos decir que el hijo empieza a existir antes incluso de que se produzca su engendramiento, pues se encuentra ya en el universo simbólico de sus padres desde que estos eran niños.

La fecundidad humana es mucho más compleja que un simple acto biológico, los dos seres que participan en el encuentro sexual necesitarán aportar algo más que sus gametos para que se produzca el embarazo. Deberán añadir su anhelo de hijo, algo que se enraíza en la profundidad de sus sentimientos.

Con su deseo sexual, un hombre puede despertar en una mujer el anhelo de maternidad, que activa en su organismo una serie de reacciones fisiológicas que acaban cristalizando en una fecundación. Los deseos de paternidad y maternidad no tienen por qué ser conscientes. A menudo no se piensan ni se advierten y se expresan tan solo en la conexión del acto sexual. Naturalmente, otras veces son los deseos conscientes que se despiertan en ambos padres los que llevan al embarazo.

Sin embargo, la intervención de factores psicológicos ocultos puede complicar la biología de la concepción. Es lo que ocurre cuando los conflictos inconscientes bloquean la posibilidad de embarazo, sin que existan razones físicas que justifiquen la infertilidad.

2.2. Dificultades no físicas para la concepción

La definición médica de *esterilidad* es la ausencia de embarazo cuando en el plazo de dos años de relaciones no se consigue la gestación. Por lo tanto, entran en esta definición las parejas que estando sanas y sin ningún impedimento físico para procrear no consiguen quedarse embarazadas después de intentarlo durante ese período. Ahora bien, no es que sean estériles desde el punto de vista médico; podríamos decir que solo tienen menos probabilidades, al menos estadísticamente, de embarazarse que las parejas fértiles.

Sin embargo, el hecho de que no exista un impedimento biológico no tranquiliza a estas parejas, sino al contrario: desencadena en ellas cierto nivel de angustia porque la solución se convierte en algo inconcreto. Las causas de esta dificultad resultan enigmáticas tanto para la pareja como para algunos de los médicos que la tratan. Tras haber descartado cualquier anomalía física que impida la gestación, estos intuyen que existe una dificultad de tipo psicológico que escapa a su compresión. Con todo, en estos casos, el embarazo espontáneo no es imposible; de hecho, un porcentaje alto de parejas que reciben o están en espera para un tratamiento de fertilidad no llegan al tratamiento y consiguen el embarazo antes incluso de iniciarlo, pues tan solo encontrarse en la lista de espera es suficiente para desbloquear la situación, lo que da una idea de lo ocultas e inconscientes que pueden resultar las causas de esta inhibición.

La fecundación es una somatización, una precipitación fisiológica, una forma de materializar los deseos inconscientes de los padres. Ningún embarazo sobreviene al azar, ni siquiera para las mujeres que después se someten a un aborto voluntario. De esta forma, no es infrecuente que se produzca un embarazo por sorpresa debido a cambios en las circunstancias de vida de estas parejas «estériles». Todos sabemos o hemos oído hablar de casos tan recurrentes como que unos padres se quedan embarazados después de abandonar la idea de tener hijos, o inmediatamente después de adoptar, o cuando se decide que es la última fecundación in vitro. Estos embarazos sorpresa ocurren incluso entre parejas que han sido diagnosticadas de esterilidad irreversible y en las que la posibilidad de embarazo espontáneo ha sido descartada. Es más, no son pocas las mujeres que se embarazan en el momento en que deciden someterse a una contracepción o inmediatamente antes de la cita para colocarse un dispositivo intrauterino, o de tomar la píldora ya recetada.

Así pues, la concepción no depende tan solo de las aspiraciones de ser padres, sino básicamente de los anhelos inconscientes, o sea, de una realidad impensable y por lo tanto incontrolable.

El deseo de tener un hijo puede encubrir otro deseo inconsciente del que nada sabemos. La posibilidad de embarazo activa y reabre muchos conflictos internos latentes que se encontraban velados hasta ese momento. El resultado es un impedimento que se expresa en el cuerpo en forma de esterilidad. Por ejemplo, una mujer que hace tiempo abortó voluntariamente puede quedar atrapada en una culpa inconsciente por haberse deshecho del hijo no nacido. Tal vez su deseo actual de ser madre se vea perturbado por ese conflicto no resuelto en su día, algo que permanece inconsciente para ella pero que se manifiesta como un bloqueo para la concepción, aunque no exista un motivo físico que lo impida. O también puede ocurrir que una mujer no se sienta suficientemente autorizada por su propia madre para dejar de ocupar el lugar de hija y pasar a ser ella misma madre; aquí el conflicto interno no permite el embarazo a pesar del deseo de maternidad. En definitiva, las manifestaciones somáticas como los bloqueos para la fecundación resultan ser la manera en que se manifiestan los conflictos inconscientes no resueltos, que se reactivan en el momento en que se desea el embarazo.

Las causas de la esterilidad son diferentes en cada mujer y pueden ocurrir incluso después de haber sido madres, al intentar nuevos embarazos. También los hombres pueden verse afectados por realidades que resultan irreconciliables con su deseo de ser padres.

Si finalmente se consigue la concepción, es importante analizar los factores que la impedían, porque los motivos que antes originaban la esterilidad pueden seguir activos y producir nuevos bloqueos durante el embarazo y después del nacimiento. Hay que tener en cuenta, en este sentido, que las crisis y las depresiones posparto, tanto en la madre como en el seno de la pareja, son más frecuentes en embarazos conseguidos tras un tratamiento de fertilidad.

2.3. Los niños ya no llegan por coito

La contracepción médica en forma de píldoras o de dispositivos intrauterinos ha sido determinante para la maternidad. Aunque supuso una liberación para las mujeres, ya que diferenciaba la sexualidad de la procreación, también ha contribuido a que la edad para la maternidad se retrase hasta edades en que la concepción no es tan fácil, puesto que las probabilidades de embarazo a partir de los treinta años empiezan a disminuir.

Además, hoy en día, las mujeres no están suficientemente informadas de que la fisiología de sus cuerpos está sometida al reloj biológico, que no entiende demasiado de proyectos personales. Esta circunstancia ha ocasionado que los casos de esterilidad vayan en aumento, de ahí que se recurra como último recurso a técnicas de reproducción asistida, con todo lo que esto conlleva.

Así pues, en la actualidad, son muchos los niños que no nacen del coito entre sus padres, sino como fruto de diferentes técnicas médicas. Y la necesidad de recurrir a este origen desnaturalizado afectará y pondrá a prueba las resistencias psicológicas y de autoestima de cada miembro de la pareja. En estos casos, el apoyo psicológico será imprescindible para la gestión de muchos de los sentimientos contradictorios que van a surgir.

Como ya hemos dicho, el deseo de tener un hijo proviene de las vivencias infantiles con nuestros padres, de nuestros deseos de realización personal y de otras muchas motivaciones ocultas que se enraízan en el pasado de cada uno. Por eso, cuando se despierta el anhelo de tener un hijo también se activan complejos inconscientes que permanecían silentes y que empiezan a provocar síntomas. Así, no son pocas las parejas que se rompen durante el tratamiento de fertilidad, pues nadie que se encuentre en un proceso de fertilización puede librarse de enfrentarse a sus insuficiencias percibidas, ni de aceptar la frustración derivada de un hecho que exige tantas renuncias narcisistas.

Los efectos psicológicos que se producen en cada uno de los miembros de la pareja son diferentes y dependen de la idiosincrasia de cada uno de ellos. No es lo mismo ser y sentirse el responsable de la esterilidad que ser quien debe soportar la carencia física del otro. Y, como hemos visto, puede ocurrir que no exista una causa física que explique la infertilidad, y entonces la situación resulta aún más enigmática y contradictoria.

Los sentimientos que inevitablemente se desatan en ambos miembros de la pareja son motivo de sufrimiento y de resentimientos a veces difíciles de afrontar, por lo que las parejas que se encuentran en un proceso de fertilización deberían buscar apoyo psicológico en general pero sobre todo ante la aparición de cualquier síntoma emocional.

2.4. Hijos probeta: niños del frío

¿Qué consecuencias se derivan para los futuros niños del hecho de ser engendrados en una probeta? La respuesta a esta pregunta genera otra: ¿qué es ser padre? Para que exista el hijo, debe existir primero una persona que quiera convertirse en padre o madre, y, si no se asume esta condición, no es posible que el niño se convierta en hijo.

Como ya hemos dicho, el hijo empieza a ser desde el momento en que aparece en el deseo de los padres. No importa la forma en que estos consiguen traer a su hijo al mundo; no importa si es a través de un vientre de alquiler, por donación de óvulos o esperma, o por adopción. Lo que verdaderamente importa es que puedan transformarse en auténticos padres. Padres que asuman la tarea de subjetivarlo, de humanizarlo preparándolo para el amor y la creatividad. Esta tarea de los padres incluye el derecho del niño a conocer la peculiaridad de su origen genético, solo así logrará una completa integración de sí mismo.

Creer que el hecho de compartir los mismos genes es la esencia o lo que determina la condición de padres es una ingenuidad.

2.5. Lo que todos los padres deberían saber sobre epigenética

Durante años, los genetistas se han estado preguntando cuál era el mecanismo que regulaba la expresión de un determinado gen y la inhibición de otro, y cómo era posible que gemelos idénticos con el mismo ADN mostraran diferencias visibles, incluso habiéndose criado en el mismo entorno. ¿Por qué algunos de ellos nacen como dos gotas de agua y con los años se van diferenciando si la dotación genética es idéntica? ¿O por qué otros gemelos con los mismos genes son tan diferentes al nacer?

Los rasgos físicos como el color de los ojos o de la piel, la forma de la nariz, la boca o la estatura, así como características físicas que incluyen la fisiología o la bioquímica, e incluso algunas predisposiciones patológicas, constituyen el *fenotipo*, que es básicamente lo observable, lo que vemos, que resulta de la manifestación de algunos de los genes que forman parte del genotipo (el total de todo el material genético que heredamos). Del total de este material solo una parte está activa; el resto no se usa. Simplificando mucho, diremos que solo se harán visibles los genes activos, los otros en realidad no tendrán representación corporal, es como si no estuvieran. Pues bien, hasta no hace demasiado se pensaba que la herencia genética —es decir, el *genotipo*— era determinante en los rasgos observables de cualquier organismo, pero esta idea ha cambiado: se sabe que lo es mucho más la maquinaria que regula la expresión de los genes que la dotación genética en sí.

Hoy día sabemos que los genes no son capaces de activarse o silenciarse por sí mismos, sino que dependen de las señales que se originan en el entorno. Y la epigenética es la ciencia que intenta comprender cómo funciona este mecanismo, que resulta más determinante que la propia herencia genética. Así, la activación o inhibición de unos genes y no de otros explica por qué los gemelos, con idénticos genes, pueden presentar aspectos diferentes, es decir, fenotipos distintos. Los genes activos en uno de los gemelos no coinciden con los que están activos en el otro a pesar de tener la misma dotación genética. Por eso los rasgos de uno no coincidirán con los del otro. Y, lo que es más importante, es el ambiente el que determina el mecanismo epigenético.

Si, además, tenemos en cuenta que la capacidad para influir en la expresión del ADN se ve especialmente acrecentada en el período prenatal y posnatal, esto nos da una idea de lo importante que puede llegar a ser el entorno en este momento del desarrollo.

Los epigenetistas se basan en evidencias bioquímicas y

alteraciones reales que son la materialización de determinadas influencias del ambiente, pero no contemplan algo que para los psicoanalistas hace tiempo que se acepta y que es una evidencia cada día más difícil de rechazar: el organismo está íntimamente conectado al psiquismo y la emoción tiene traducción plástica en el cuerpo. Es probable que un día sea posible demostrar que las emociones también pueden influir en los mecanismos epigenéticos que controlan la expresión de los genes.

2.6. El sorprendente parecido de los hijos con ADN distinto. Óvulos de donante

Si has leído el apartado sobre epigenética, comprenderás que los descubrimientos acerca de cómo actúa esta sobre la transcripción del ADN pueden modificar la visión de los padres adoptivos o con hijos de ADN distinto al suyo, ya sea porque se han engendrado por donación de óvulos, de semen o de embriones: sus hijos tienen mucho más de ellos mismos de lo que hasta ahora se pensaba.

No es coincidencia que algunos hijos adoptados tengan un parecido físico tan asombroso a sus padres adoptivos, e incluso mucho más pronunciado que los propios hijos biológicos. Y pueden tener semejanzas no solo en el aspecto físico, sino que adquieren otros rasgos como pueden ser el carácter, la voz o incluso la forma de enfermar y tantas otras cosas que a veces no se pueden explicar solo por el azar. Nos podemos preguntar si este parecido físico, que es el resultado de la expresión de tan solo algunos genes, está determinado por la necesaria identificación que el hijo adoptivo empieza a corporalizar, probablemente desde el mismo seno materno, cuando es gestado por su madre adoptiva o a partir del momento en que es adoptado.

La necesidad de pertenencia y reconocimiento de este hijo con ADN distinto al de la familia es seguramente mucho mayor que la de los hijos biológicos, que no suelen tener esa necesidad.

Es frecuente en la cultura popular decir que los recién nacidos se parecen más al padre que a la madre. De ser cierto, sería un intento de la naturaleza de implicar al padre en la crianza de ese hijo, que podría con ello reconocer al niño como suyo de manera más óptima. Recientemente se ha comprobado la presencia, en el líquido endometrial de la madre gestante, de una molécula transportadora de material genético propio, que se pone en contacto con el embrión justo antes de su implantación. Se trata de un hallazgo determinante para las madres que gestan un hijo con óvulo de donante, ya que algo de su propio ADN se acaba recombinando con el ADN del embrión. Con todo, las madres gestantes de embriones con ADN diferente no deberían sentirse como meros recipientes contenedores de un hijo que no es suyo, pues la naturaleza, con su tendencia a priorizar la supervivencia, hará que ese hijo que se está formando sea lo más parecido posible a ellas, con el fin de que algunas de sus características sean reconocidas por las madres como propias.

En definitiva, podemos asegurar que no es válido creer que todo está determinado desde la concepción misma, pues los padres, adoptivos o no, influyen decisivamente en las respectivas naturalezas de sus hijos.

Al igual que los epigenetistas afirman que el ambiente influye en la expresión de los genes, para nosotros, los psicoanalistas, el afecto y la emoción forman parte de ese ambiente, de ese entorno capaz de modificar y regular la expresión de la herencia genética, por lo que serían también herramientas de modificación de esa carga genética.

2.7. El hijo biológicamente diferente y la renuncia que supone

Cuando el hijo que ha nacido es biológicamente distinto a uno o a ambos padres, es necesario que estos hagan un esfuerzo de aceptación que implica la renuncia a la fantasía del hijo como reflejo e imagen de sí mismos. Esta renuncia requiere una elaboración emocional que acarrea sentimientos contradictorios, pero que ayuda a aceptar la pérdida y a ilusionarse con lo que sí podrá ser: tener un hijo aunque lleve genes distintos.

Si se trata de padres muy narcisistas o con conflictos inconscientes no resueltos, puede que les cueste renunciar al hijo soñado como una parte de sí mismos. Cuando esta cuestión no se soluciona convenientemente, se convierte en una futura fuente de conflictos e infelicidad.

En el caso de donación, ya sea de semen o de óvulos, e incluso en casos de vientres de alquiler, las fantasías inconscientes que se despiertan pueden interferir en la vinculación presente y futura con el hijo. Y es que, aunque los futuros padres no tengan dudas acerca del deseo de paternidad, y aunque acepten todos los inconvenientes físicos y emocionales que puede acarrear el tratamiento médico o el proceso que se ponga en marcha, se pueden sentir imprevisiblemente invadidos por emociones muy ambivalentes. Así, es posible que se activen fantasías muy regresivas. Es frecuente el caso en el que los futuros padres, cuya pareja está embarazada de semen de donante, generen fantasías de exclusión, como por ejemplo que la madre y el hijo, un día podrían confabularse contra él. Después de todo, piensa el padre, ese niño no tiene nada suyo. Otras veces fantaseará con que su mujer y el donante un día se encuentren y ella lo vea irresistiblemente atractivo, y con que por supuesto lo abandonará. También las madres embarazadas de embriones con óvulos de donante tal vez fantaseen con la exclusión, pues es posible que se sientan como un mero receptáculo para el hijo de él. Estas fantasías, por suerte pasajeras en su gran mayoría, son más comunes de lo que pueda pensarse. Tan solo en el caso de que se perpetúen o se intensifiquen es recomendable la ayuda de un profesional.

El deseo narcisista de ser completo y omnipotente es una de las múltiples y complejas motivaciones que se encuentran tras las aspiraciones de paternidad y maternidad, pues el afán de perpetuarse, al igual que el deseo de reproducir la propia imagen en el hijo, proporciona impulso a la aspiración de ser padres. Sin embargo, los sentimientos narcisistas pronto tendrán que abandonarse y se deberá renunciar al hijo soñado para pasar a amar al hijo real, distinto con toda seguridad del que se había imaginado.

TRANSFORMACIONES EN LA PERSONALIDAD Y EN EL FUNCIONAMIENTO PSÍQUICO DE LOS PADRES DESDE LAS PRIMERAS SEMANAS

2.8. El embarazo: un tiempo de preparación

Una de las cosas más importantes que ocurren durante el embarazo y que pasa desapercibida es la importancia que este espacio de tiempo tiene en el acondicionamiento del psiquismo de los padres. Se trata de un plazo para reubicarse y prepararse emocionalmente para el nacimiento. Un período de maduración tanto para el bebé como para los progenitores, en el que estos deben empezar a convertirse en padres.

Los nueve meses de embarazo son una oportunidad que la naturaleza da a los futuros padres para que se preparen psíquica y físicamente para la enorme tarea que supone adaptarse a un nuevo hijo. Y esto es válido tanto para la madre como para el padre, ya que los dos tienen que desempeñar un importante rol en los cuidados físicos y psíquicos del recién nacido, así como en el crecimiento posterior.

Y es que la naturaleza prevé y provoca en los progenitores un estado emocional especial; todas las transformaciones emocionales que ambos van a sufrir durante el período gestacional operan para conseguir que se den las circunstancias imprescindibles para el desarrollo.

Cuando el recién nacido llega, necesita encontrar a sus padres lo suficientemente embelesados como para soportar las renuncias que toda crianza requiere, para que se entreguen encantados y sin reservas a las urgentes necesidades que se presentarán. El entorno amoroso y dedicado en que los progenitores reciban a su hijo dependerá básicamente del trabajo psicológico que estos hayan realizado durante el embarazo, y que garantizará las condiciones necesarias para que todo fluya de forma natural y sin complicaciones.

Es frecuente que las madres, durante todo el embarazo,

informen al padre de muchas de las reacciones que el feto desarrolla, lo que ocurre sobre todo al final de la gestación. Estas comunicaciones fomentan en el padre y también en la madre el sentimiento de que el niño es más real, que existe y tiene personalidad propia. Se trata de comunicaciones que refuerzan la idea de que el niño tiene conciencia del entorno y está alerta y en contacto con el exterior, lo que ayuda a los progenitores a empezar a percibirlo lo suficientemente fuerte como para ser capaz de sobrevivir al parto y a la vida extrauterina, a la vez que aumenta su confianza en sí mismos para afrontar retos.

A pesar de la importancia que esta paulatina transformación de los progenitores tiene para el bebé, aún hoy día existe una parte de la sociedad, incluidos algunos médicos, que desestiman la influencia que tiene sobre la fisiología del bebé el estado emocional de los padres, especialmente al inicio de la vida, justo cuando el desarrollo neuronal en su cerebro es máximo.

Así pues, es necesario desterrar la idea de que la crianza de los primeros meses es solo un hecho físico y el estado emocional y la relación afectiva con el niño no importa y que, por lo tanto, esta puede ser realizada por cualquiera. Por supuesto, esto no es así, ya que el niño necesita que sus padres tengan un estado emocional determinado.

2.9. La conmoción del embarazo. Reactivación de antiguas ansiedades en los padres

El embarazo supone una conmoción real para el psiquismo. La idea de tener que asumir la responsabilidad de un nuevo hijo desencadena en los progenitores sentimientos contradictorios: por un lado, la ilusionante realidad de ser padres y, por otro, la inquietud que puede provocar el profundo compromiso que esto implica. Y es que también para ellos el embarazo resulta un período de crecimiento, una especie de «embriogénesis psíquica» que deberá transformarlos mental y afectivamente para la tarea inmediata que supone el nacimiento del niño. De esta forma, si ellos se encuentran emocionalmente sanos y conectados con la situación, sentirán sentimientos ambivalentes, más o menos inconscientes, respecto a su futuro hijo. Sentimientos por otra parte inevitables. ¿Cómo si no se puede asumir una exigencia de esta índole?

Cada miembro de la pareja sufre una regresión de tipo emocional que pone en juego parte de su propia psicología, una especie de desestructuración psíquica que da paso a una nueva reorganización. Por ejemplo, no es raro que durante este período la madre regrese hacia una actitud más dependiente respecto a otras personas, en especial con su propia madre. Estos inesperados y a veces camuflados sentimientos de inseguridad son el resultado de la necesidad que el psiquismo de los padres requiere para asumir la nueva responsabilidad. Inevitablemente, esto hará reemerger algunas vivencias del pasado, durante las cuales también se vieron obligados a adaptarse y en las que el conflicto provocado por la experiencia no acabó de resolverse.

Realmente puede ser una situación delicada para algunos progenitores, que pueden llegar a desestabilizarse. Así pues, es necesario que los profesionales de la salud (ginecólogos, enfermeras e incluso psiquiatras) mantengan una actitud receptiva y comprensiva hacia las ansiedades que se pueden desencadenar durante el período gestacional.

La llegada a la condición de ser padres es una etapa fundamental en la maduración de la personalidad que forma parte del continuo esfuerzo que los seres humanos realizan para adaptarse, para no caer en la desorganización. Este esfuerzo de acomodación a las necesidades del niño se prolongará durante toda la vida, pero resulta especialmente intenso durante el embarazo.

2.10. De ser pareja a ser padres. Aparición de sentimientos contradictorios. Crisis de identidad, descompensaciones y rupturas conyugales durante el período gestacional

El nacimiento de un hijo puede fortalecer a una pareja pero también es posible que la descompense. En muchos casos esto ocurre aunque se trate de parejas bien avenidas. El paso de ser dos a ser tres no es cualquier cosa. Cada miembro de la pareja tendrá que adaptarse a la nueva situación y esta realidad los obligará a una acomodación que comporta a la fuerza una reorganización de sí mismos. Los dos cambiarán y a veces no en la misma dirección. Aparecerán nuevos aspectos que desconocían el uno del otro, con los que tendrán que lidiar.

Crear un lugar en sus mentes para su hijo requiere un tiempo que puede provocar algunas descompensaciones insospechadas. La triangulación, es decir, la relación a tres, se da desde el momento mismo de la concepción: los dos saben ya de la existencia del hijo y tendrán que empezar a reubicarse en la nueva situación. Esta triangulación de la relación es indispensable para que los padres den el lugar necesario al niño. Sin embargo, algunas parejas pueden formar una especie de unidad simbiótica donde la estrecha dependencia entre ellos no deje lugar al hijo. En cualquier caso, durante el embarazo el padre no tendrá más remedio que tolerar la inevitable exclusión que supone la fusión de los cuerpos de madre e hijo y soportar la separación que esto implica para él. En definitiva, la nueva situación que se establezca puede activar sensaciones de exclusión y antiguos celos que permanecían inconscientes y que ahora se transforman en síntomas y comportamientos inexplicables. Así pues, no es extraño que las crisis de bastantes parejas se inicien con la llegada de un hijo.

Son muchos los padres que pueden sentirse contrariados ante estos sentimientos tan ambivalentes, y puede que la demanda de atención se incremente por parte de los dos. Ellas, por ejemplo, suelen acercarse a sus madres en un movimiento instintivo en búsqueda de sus propios orígenes, circunstancia que puede ser percibida por la pareja como un alejamiento. Y ellos pueden aumentar la demanda de atención especialmente de ellas, a las que sienten con nuevos intereses, y ante estas contradicciones tal vez se alejen y busquen consuelo al margen de la pareja.

A algunos les puede costar reconocer en la madre de su hijo a la mujer a la que deseaban sexualmente y tal vez se sientan muy atraídos por otras mujeres. La responsabilidad que sienten en relación con el hijo que está por llegar puede desbordar a algunos hombres, que, contrariados, tratan de compensar las inseguridades que se han desencadenado huyendo del compromiso y comportándose como niños enfadados y celosos, con derecho a buscar en relaciones extramatrimoniales la atención que sienten que han perdido dentro de la pareja.

Pero, aunque es verdad que las madres presentan un estado psíquico particular tanto durante el embarazo como durante los primeros meses de vida del niño, y que parece desplazar al padre, tenemos que saber que el éxito al convertirse en padres depende de la integración armoniosa de la nueva situación, tanto del padre como de la madre, y a su vez de un nuevo reequilibrio en el funcionamiento en la pareja que estos constituyen.

2.11. ¿Qué pasa con la materia gris de la madre?

Winnicott, pediatra y psicoanalista inglés, hace ya bastantes años describió un estado mental pseudopatológico que suelen sufrir las embarazadas y las madres sobre todo en el posparto y que consiste básicamente en un aumento progresivo de la sensibilidad. A este estado relativamente pasajero, ya que cede a las pocas semanas del nacimiento, Winnicott lo denominó «preocupación maternal». Hoy día se ha podido comprobar mediante estudios comparativos de escáneres que el cerebro de las embarazadas se transforma y que esta modificación ocurre paralelamente al cambio en la sensibilidad. En esta fase, la madre hipersensibilizada cambia sus prioridades: disminuye su interés por el mundo que la rodea y prioriza y concentra toda su atención en el hijo, aptitud que la ayuda a interpretar mejor sus necesidades. Es una época muy delicada para la madre, pues la hipersensibilidad que desarrolla la expone a una gran vulnerabilidad mental, razón por la que algunas mujeres que antes presentaban una determinada labilidad emocional caen en una depresión posparto, o se sienten especialmente frágiles.

La madre tiene que adecuar todo su ser a la presencia del hijo, adaptarse, integrarlo en sus estructuras mentales, conseguir que forme parte casi corporalmente de ella, incluirlo en su funcionamiento mental y fisiológico, hasta llegar a sentirlo como una parte de sí misma, momento en el que ya no le será posible pensarse sin él. Así, gracias al tsunami físico y afectivo por el que la madre tiene que pasar, consigue la transformación emocional necesaria que le permite aparcar sus intereses personales y dedicarse a la crianza. Su hijo se habrá convertido en el centro de su atención.

Todos estos cambios en la personalidad de la madre se reflejan paralelamente en la modificación anatómica del cerebro. Hoy en día, gracias a las imágenes obtenidas por resonancia magnética practicadas en madres gestantes y en mujeres en período de posparto, sabemos que el cerebro materno modifica su estructura, reduciendo la materia gris en determinadas zonas. Se ha comprobado que estos cambios son permanentes y se mantienen dos años después de haber dado a luz. Durante el embarazo, el sistema endocrino producirá grandes cantidades de esteroides, y aumentará su nivel de progesterona entre diez y quince veces, así como los niveles de estrógenos y cortisol, que también se incrementarán de forma superlativa. Son precisamente estos cambios hormonales los que parecen ser los causantes de las modificaciones en el cerebro.

Como adelantábamos, la materia gris se reduce en determinadas áreas, en especial en las zonas desde donde se controlan los procesos mentales que están relacionados con la percepción social: la interpretación de las intenciones de las personas que nos rodean, las necesidades del otro, circuitos neuronales que facilitan y regulan las cualidades que la madre necesita para interpretar y percibir de un modo especial a su hijo. De entrada, esta reducción de materia gris puede hacernos creer que la madre pierde capacidades cognitivas, pero lo que ocurre en realidad es que el tejido neuronal de esas áreas se vuelve más especializado, ya que se fortalecen las conexiones que regulan la sensibilidad y se reducen otras que no resultan útiles en esta fase. Es posible que las conexiones que se reducen tengan que ver con la falta de interés por actividades que antes fueron importantes.

Las conclusiones a las que se ha llegado apuntan a que el cerebro de las madres sufre cambios anatómicos duraderos para potenciar los circuitos neuronales que están implicados en las capacidades que han de desarrollar para responder adecuadamente a las necesidades de su hijo. Estos cambios anatómicos justificarían los cambios psíquicos y de comportamiento que experimentan las madres.

LA VIDA INTRAUTERINA

2.12. La actividad mental antes de nacer

Al contrario de lo que se pueda pensar, el útero materno no es el lugar sosegado que imaginamos, sino más bien todo lo contrario. Resulta ser una fuente constante e imprescindible de estimulación, que influye de forma decisiva en el crecimiento del sistema nervioso del feto. La necesidad de intercambio sensorial de este con el ambiente uterino es esencial para él, pues de ello dependerá que pueda desarrollar todo el potencial genético del que es portador y nazca con la suficiente vitalidad como para seguir creciendo fuera del seno materno, como un bebé activo y vital.

El feto adquiere dentro del útero todas las cualidades que necesita para iniciar la vida posnatal. Por ejemplo, mediante las percepciones físico-temporales que empieza a tener en el seno materno consigue elaborar una memoria corporal que lo ayudará en la vida posnatal. Son muchas las cosas que el feto aprende en la interacción con el entorno en el que se encuentra.

Hoy día, existen suficientes evidencias como para creer que la vida mental y afectiva existe ya desde antes del nacimiento. Quizá no podamos determinar en qué momento exacto empieza, pero sabemos que el feto posee la sensibilidad suficiente como para responder a estímulos de origen psicobiológico desde muy pronto. La importancia de este hecho reside en que la vida mental primera, incluido el período fetal, constituye la base sobre la que se asentará poco a poco la futura personalidad. Estas primeras impresiones intrauterinas condicionan las reacciones y la percepción del feto. Lo ayudarán, por ejemplo, si todo va bien, a sentirse lo suficientemente seguro como para aprender e ir almacenando la información que le ofrezca el intercambio constante con el entorno.

Desde muy pronto, en la octava semana, el feto ya presenta actividad motora refleja y en los últimos dos meses de gestación realiza acciones concretas y dirigidas, como chuparse el pulgar, jugar con el cordón umbilical, buscar posiciones que le resulten más cómodas, deglutir el líquido amniótico y muchas otras, todas ellas voluntarias. Ve, oye e interacciona. Responde de forma activa y voluntaria ante estímulos físicos que le producen curiosidad. Por ejemplo, es capaz de girarse para mirar la luz que experimentalmente se puede enfocar sobre el vientre de su madre, o puede también quedarse quieto ante sonidos que le llaman la atención. Tiene una conducta propia que indica la existencia de una determinada actividad mental.

No solo podemos afirmar que la actividad mental existe antes de nacer, sino que debemos aceptar que la fase uterina es sin duda un período de aprendizaje activo, en el que se empiezan a gestar o inhibir los futuros rasgos del carácter, dependiendo de las vivencias que el feto irá experimentando en la interacción con el medio uterino.

La comunicación con su madre es permanente, ambos comparten hormonas y sustancias que ella segrega según su estado emocional y que él recibe a través del torrente sanguíneo. Pero la verdadera relación entre madre e hijo transcurre en un plano más emocional que fisiológico y no puede ser explicada tan solo desde un punto de vista puramente físico. La realidad va mucho más allá.

Todos aceptamos que un determinado estado emocional de la madre puede afectar al embarazo, una evidencia incluso para nuestras abuelas, que no contaban con ningún saber científico moderno. Sin embargo, a día de hoy sabemos que las conexiones psicobiológicas son observables, aunque la ciencia aún no ha podido explicar de qué forma percibe esto el feto.

En un interesante estudio clínico realizado en 1975 por Nilsson, Rottman y Lukesch, se observó que el estado emocional de la madre durante la gestación influía de forma decisiva en el estado físico que presentaban los niños al nacer. Se estudió a un grupo de madres gestantes que manifestaban un rechazo real por su embarazo y se intentó comprobar si esta actitud o estado emocional adverso tenía algún efecto sobre sus hijos. Los resultados fueron realmente significativos, porque la mayoría de estos niños solían presentar al nacer bajo peso y síntomas que iban desde síndromes de apatía hasta hiperreactividad o incluso disfunciones más graves. En algunos casos, estas llegaban al extremo de poner en riesgo sus vidas. Con todo, lo que resultó más revelador fue la relación directa que existía entre la gravedad de las alteraciones y la intensidad con que la madre rechazaba el embarazo: cuanta mayor aversión, mayor gravedad de los síntomas. Y aquí cabe plantearse una serie de preguntas: ¿es posible que los fetos detectaran de alguna forma el desamor de sus madres? ¿Sentían incluso a esa edad el abandono emocional? ¿De qué forma el vínculo entre madre e hijo interviene en el desarrollo fetal?

Desde luego, el feto parece percibir los sentimientos más profundos de su madre. Indiferenciado emocionalmente de ella, siente las emociones maternas como propia, ya que durante el embarazo, aunque se trate de dos seres diferentes, funcionan emocionalmente como uno. Esta especial relación de fusión se alargará algunos meses más después del nacimiento, pero en algunos niños una parte de esa comunicación puede perdurar durante años.

2.13. ¿Cómo afecta la depresión al embarazo?

Durante el embarazo el niño se convierte para la mayoría de los padres en el centro de sus pensamientos. Y es que el feto no solamente es sostenido por la fisiología de la madre, ni se alimenta tan solo del intercambio de fluidos, sino que necesitará algo más que eso: el anhelo de sus padres, que actúa como el motor que lo empuja hacia la vida.

Es evidente que la salud física de la madre condiciona la gestación, pero hay algo que parece más determinante y que difícilmente puede explicar la ciencia: el deseo inconsciente. Esta es la verdadera fuerza que hace que un embarazo llegue a término a pesar de que en muchos casos las condiciones físicas de la madre no sean las idóneas. Hay casos de madres sometidas a condiciones extremas durante el embarazo y que consiguen llevarlo adelante y tener bebés sanos; en cambio, hay otras que, ya sea de forma consciente o inconsciente, no desean al hijo que están gestando y que sufren más a menudo complicaciones durante el embarazo y en el parto. Incluso ven incrementada la posibilidad de un aborto espontáneo.

El deseo inconsciente nada tiene que ver con los estados emocionales por los que una madre pasa durante su embarazo: que esté triste o incluso depresiva no significa que no tenga un intenso deseo inconsciente de tener el hijo que está gestando. Desde luego, una mujer puede deprimirse durante el embarazo por diferentes razones, o quizá ya padeciera una depresión crónica desde antes, y a pesar de todo dé a luz un bebé absolutamente sano. El estado emocional de la madre es independiente de sus deseos más profundos, que son los que de verdad influyen en el devenir de la gestación. La madre no es una simple «máquina biológica» que fabrica bebés independientemente de sus sentimientos, sobre todo de los más profundos. Su deseo de tener un hijo, o la falta de este, es inconsciente y surge de infinidad de vivencias que ha ido acumulando a lo largo de la vida. Esto, como todo lo inconsciente, no es percibido.

Es relativamente frecuente que entre madres con una cierta labilidad emocional aparezcan desequilibrios e incluso que se desencadene una depresión durante el embarazo, dependiendo de su fragilidad de base, algo que suele deberse a que durante el período gestacional las madres sufren esa especie de regresión afectiva tan necesaria para empezar a crear el vínculo maternofilial. Durante este período es cuando se vuelven más imaginativas y soñadoras y por lo tanto más vulnerables.

Cuando la madre presenta con anterioridad un desequilibrio emocional, el particular estado que se desencadena durante la gestación puede suponer para ella algo muy confuso y angustiante, que en casos graves desemboca en un rechazo del embarazo.

Evidentemente, un estado depresivo condiciona el embarazo pero no es determinante para que este llegue a buen término. Para los psicoanalistas, lo que hace que la gestación progrese de manera saludable es el deseo inconsciente de la madre, al margen de los estados emocionales más superficiales por los que pasan todas las embarazadas. Una depresión grave desde luego que influye en las vivencias uterinas que el feto experimenta, pero no será lo que determine su impulso de vida.

He visto a muchas madres depresivas con bebés sorprendentemente activos y vitales, bebés deseados por una madre a la cual le falta la energía para ocuparse adecuadamente de ellos. En estos casos, el pequeño parece encontrarse en alerta vital en un intento desesperado de atraer la atención de su progenitora y así poder mantenerla viva para él. Son muchas las mujeres que durante el embarazo han sufrido pérdidas, por ejemplo de algún ser querido, una vivencia que sin duda las ha hecho sufrir. No obstante, de alguna manera han conseguido mantener su gestación a salvo del dolor, como si su deseo inconsciente pudiera seguir suministrando la suficiente vitalidad para ello. Así, podríamos decir que ese deseo está por encima de los avatares emocionales y asegura la energía afectiva necesaria para que el feto perciba que es deseado y bien recibido, el mejor y único antídoto ante las complicaciones que puedan aparecer durante la gestación, o más tarde durante la primera infancia.

2.14. Los primeros movimientos fetales, la primera ecografía y la psicomotricidad dentro del útero

En realidad, para la madre el embarazo supone el cumplimiento de una fantasía infantil, un período para soñar. Y en ese estado de ensoñación se encuentra desde el momento en que supo que estaba encinta. Sin embargo, más adelante, la aparición de los primeros movimientos fetales supone para ella un despertar de ese estado, pues estos confirman la existencia de un ser real, la materialización del sueño. Esto ocurre en torno a los cuatro o cinco meses de gestación, momento en el que niño aparece como un otro real con el que relacionarse.

El padre también sufre una transformación similar a la de la madre con la percepción de los primeros movimientos, o cuando ve la primera ecografía, que es la constatación de que existe un ser diminuto que late y se mueve dentro de su pareja y que resulta ser una prolongación de sí mismo. Todo ello le hace tomar conciencia de la existencia real de su hijo.

SER MADRE AUN SIN PENSARLO

2.15. ¿Hay que ser inteligente para ser una buena madre?

Sencillamente, no: ser inteligente no implica ser una buena madre. Las madres o las personas que ejercen como tales, cuando tienen un comportamiento corriente, es decir, cuando cumplen con espontaneidad su función materna, no necesitan ser inteligentes y ni siquiera se plantean una cuestión como esta. En realidad, la madre se encontrará sumida en su papel sin más razonamientos. Para ser una buena madre tan solo tendrá que dejarse llevar por lo que siente de manera instintiva y para eso no necesita ninguna formación especial, más bien al contrario.

Especialmente durante las primeras semanas, las madres se encuentran en un estado que las prepara para ser capaces de ponerse en el lugar del bebé, hasta el punto de sentir lo mismo que su recién nacido. Esto significa que desarrollan una impresionante competencia para identificarse con su hijo, lo que les permite la máxima adaptación a las necesidades de este. No hay enseñanza teórica que pueda sustituir este saber o que logre enseñar este tipo de conexión.

En la actualidad, demasiadas mujeres están desconectadas de todo lo corporal y por supuesto del instinto maternal, que mana del interior de sí mismas y que se encuentra en las raíces de su propia historia. La inseguridad o la rigidez de sus conocimientos propicia que acaben supliendo esa desnaturalización con un exceso de información que las lleva a actuar robóticamente, anulando su propio instinto.

Un historial académico no garantiza ninguna cualidad para ser madre, sino, al contrario, puede suponer una dificultad añadida. Las madres instruidas suelen abordar la maternidad desde sus conocimientos teóricos y racionales, lo que impide que su instinto surja. Es frecuente que doctoras, pedagogas, psicólogas y otras profesionales de la salud tengan verdaderos conflictos para dejar de lado la teoría y volver de forma regresiva a conectar con su parte más sensitiva.

Como dijo Winnicott, si una niña pudo jugar con una muñeca, hay muchas probabilidades de que de adulta consiga ser una buena madre. La naturaleza desvincula algo tan importante como la crianza de los hijos de la inteligencia de la madre. Con ello, parece asegurarse la supervivencia de la descendencia y la perpetuación de la especie.

2.16. ¿Dónde aprende una madre a ser madre?

La respuesta quizá pueda sorprender: desde luego lo más básico no lo aprende de ningún libro ni de ningún médico o psicólogo ni de internet; no hay teorías que puedan reemplazar su intuición —es decir, la cualidad sensitiva que desarrollan en los primeros meses—, nada podrá suplir la capacidad para ponerse en el lugar del niño y sentir lo que necesita. Esta competencia proviene de cuando ella misma era una niña y practicaba con sus muñecas imitando a su madre, así como de su experiencia infantil —cómo la cuidó su madre, la forma en la que la trató— y de muchas otras experiencias que ha ido acumulando a lo largo de la vida. De la misma forma, algunos hombres desarrollan comportamientos maternales que nada tienen que ver con su rol de padre y que provienen de la relación que de niños mantuvieron con sus madres.

A pesar del peso que tiene la experiencia infantil, no es absolutamente determinante para ser en el futuro un buen padre o una buena madre. Muchos niños que no disfrutaron de buenas condiciones durante la infancia pueden convertirse de adultos en excelentes padres gracias a otras experiencias. Por suerte, la complejidad del desarrollo permite compensar ciertas carencias de la infancia.

El sensorio que la madre desarrolla sobre todo durante las primeras semanas de vida de su hijo es la reactivación de la sensorialidad que ella misma tuvo de bebé, y lo que permite desarrollar una buena identificación inicial. Solo la conexión con sus propios instintos la facultará para tener una comunicación espontánea y tranquila con su hijo. Gracias a ello sentirá que todo fluye y comprenderá que lo que necesita su recién nacido es básicamente tenerla a ella en un estado confiado y paciente. Por este motivo, la madre no puede aprender a ser madre de ninguna fuente de información.

Aquellas madres impacientes que no se dan el suficiente tiempo para adaptarse, o aquellas que son inseguras y no se sienten capaces ante las demandas de sus hijos, pueden hacer de internet o de algunos libros su biblia. Usan estas fuentes como el oráculo que les permite esquivar la responsabilidad de ser ellas mismas las que encuentren las respuestas. Los libros o internet sirven para saber muchas cosas acerca del período por el que está pasando el niño, pues resultan útiles cuando la madre adapta la información a las necesidades del niño y no la utiliza mecánicamente sin tener en cuenta las peculiaridades de este. El resultado es que estas madres «robóticas» obligan a sus hijos a ser ellos quienes se adapten a normas que nada tienen que ver con sus necesidades reales, lo cual puede tener consecuencias imprevisibles para estos niños.

Antiguamente, a pesar de que los progenitores no sabían de la trascendencia que los primeros meses tienen para el niño —de hecho, hasta hace pocos años no se tenía información acerca de esta realidad—, aun así resultaban competentes, lo que indica que la información no es necesaria para ser unos buenos padres.

2.17. Es más importante el estado psíquico de la madre que los cuidados físicos que pueda dar

La forma amorosa con que la madre atiende a su hijo cumple un papel afectivo que complementa los cuidados físicos. En el inicio de la vida, para el bebé todo es físico, pues sus emociones están ligadas a la experiencia sensorial de tal forma que lo psíquico va surgiendo de forma paulatina desde lo corporal. La madre vuelca sus fantasías de amor por su hijo en los cuidados que le brinda, y el bebé las recibe. Sin embargo, un niño puede estar perfectamente atendido en cuanto a la alimentación y la higiene, pero eso no garantiza un correcto desarrollo psíquico. Los cuidados físicos no bastan para asegurar su futura salud mental, una cuestión que está de sobra demostrada en las experiencias que se han observado en orfanatos y hospitales, en los que, aunque el niño está perfectamente atendido en sus necesidades físicas, la falta de afecto acaba mermando su desarrollo psíquico.

Pues bien, cuando la madre no se encuentra en un estado psíquico saludable, no es capaz de proporcionar un ambiente lo bastante confortable como para que el bebé pueda iniciar las interacciones que necesita, por lo que no vivirá de forma adecuada las experiencias que lo ayudarán a diferenciarse de ella y conocer la realidad exterior. De nada sirven unos cuidados perfectos y mecánicos si la madre no puede sostener emocionalmente al niño. Y no hablamos solo de las enfermedades o trastornos psiquiátricos que se pueden gestar en esta época, sino de la importancia de generar una personalidad lo suficientemente rica y fuerte como para alcanzar la capacidad de ser felices, así como la energía suficiente para cambiar lo que no nos gusta del mundo.

Cuando un niño no ha encontrado una madre capacitada, algo habrá fracasado entre ellos dos y es probable que los sentimientos de miedo y resentimiento se instalen en la personalidad de la criatura. En estos primerísimos contactos la madre está cimentando la fuerza de carácter y la riqueza de la personalidad. Con el tiempo, el niño será capaz de relacionarse creativamente con el mundo y podrá así disfrutar y utilizar todo lo que este pone a su alcance.

En conclusión, si la madre ama a su hijo, por muy mal que se organice y por muchas dificultades que tenga para hacerse cargo de él, no resultará tan perjudicial como una madre distante ocupada tan solo en sí misma, o sin capacidad para el amor.

2.18. ¿Solo puede existir una madre?

Cuando nace, el bebé es capaz de distinguir el rostro de su madre a treinta centímetros de distancia y fija su mirada en ella, pero no percibe a su progenitora como alguien distinto a él. Percibe la voz de su madre como propia, no la distingue. Sin embargo, sí distingue la voz de su padre o de personas que han estado cerca de su madre durante el embarazo. Además, tampoco diferencia el pecho como algo exterior a él, sino como una continuidad sin separación, una prolongación de su boca.

La indiferenciación inicial es básicamente la razón por la que al comienzo solo puede producirse un solo vínculo desde donde empezar a existir. La vinculación o, si se prefiere, la fusión solo se puede dar desde un vínculo exclusivo. Así pues, no es posible que dos personas puedan ejercer el papel de madre a la vez.

Al inicio, la madre crea con su comportamiento un mundo sensorial que envuelve al bebé. Para él, ella es un conjunto de sensaciones reconocibles.

Las diversas rutinas de higiene y amamantamiento siempre ocurren de forma parecida. Los olores, los movimientos, los sonidos se dan con una cadencia determinada, ayudando a que pronto, el bebé consiga presentir, por ejemplo, cuándo su madre se dispone a darle el pecho. La sucesión de percepciones conocidas anuncia la llegada de la anhelada leche.

Que sea una única persona la que atienda al bebé durante las primeras semanas de vida garantiza la constancia en las percepciones. Para garantizar un buen comienzo, el niño debe sentirse fusionado, formando parte del entorno estable que la madre crea para él. En realidad no distingue como fenómenos diferentes del entorno hechos como que, por ejemplo, sus intestinos le originen sensaciones de dolor, o que un sonido exterior lo sobresalte. Estas son percepciones que forman parte por igual de sí mismo.

El bebé se reconoce en la envoltura sensitiva que su madre le proporciona, se reconocerá en las caricias de ella, en cómo se mueven los dos cuando lo alza o lo deja en la cuna, en la familiaridad de su olor y en tantas otras sutiles percepciones a las que solo ella da lugar.

Solo cuando se ha conseguido el vínculo fusional entre los dos puede el niño ir poco a poco reconociéndose separado de su madre, comprendiendo de alguna manera que todas esas percepciones que experimenta en forma de cuidados son externas a él, que es otra persona, su madre, la que las realiza.

Cuando la fusión inicial con la madre no es posible y

son varias las personas las que se ocupan del bebé, este tendrá demasiadas percepciones distintas y sus inicios en la vida pueden ser demasiado confusos.

Aunque es verdad que cualquiera que ame al bebé puede satisfacer sus necesidades, no se trata solo de los cuidados, ni siquiera tan solo de amor, sino de la oportunidad de establecer una relación fusional física con su madre, o con quienquiera que ejerza la función materna. Y no estamos diciendo que solo pueda cuidar del bebé la madre, sino que debe existir un solo vínculo fusional con el que el niño se sienta existir y desde donde surja la seguridad que le permita disfrutar del resto de las relaciones.

La presencia y los cuidados de otras personas, sobre todo las del padre, son muy bien recibidos por el bebé. Todas las personas que lo abrazan, lo alimentan (en el caso de que tome el biberón) o lo cuidan durante las pequeñas ausencias maternas son personas que entran y salen del mundo constituido por él y su madre.

Generalmente, es la madre biológica la que asume esta relación vinculante y única, pero puede ser ejercida por otras personas, con la condición de que toleren la relación fusional y exclusiva que se requiere.

Un único universo, el materno, asegura un mundo

emocional más reconocible para el bebé, más previsible, desde donde partir hacia la percepción de existencia propia, de ser. Solo un universo, solo una madre, solo una percepción de ser.

Esto no implica que el niño no mantenga estrechas relaciones con otros miembros de la familia, sobre todo con su padre, al que reconocerá desde el inicio.

Y es precisamente la fusión con su madre la que le conferirá la suficiente confianza y estabilidad como para sentirse atraído por los otros, a los que reconoce como personas distintas y con los que le gustará conectar. Pero, eso sí, siempre que su madre no tarde demasiado en aparecer, pues de lo contrario puede desencadenarse el caos interno.

Es conveniente aclarar que *fusionado* es algo más que *unido*, pues admitir la condición de unido sería admitir la existencia de dos seres distintos que se unen, algo que no ocurre en la fusión maternofilial, porque el niño, como ya hemos dicho, no existe psíquicamente como tal, sino que lo hace si la madre le da presencia en su propio psiquismo y siente a su bebé como propio, como una parte de sí misma.

Saber de este proceso es imprescindible para entender que la madre o la persona que ejerza como tal debe ser solo una y que el vínculo fusional debe establecerse solo con ella, no con dos o tres personas distintas. La madre permite al niño existir desde su propio mundo, lo pensará y le dará sentido a lo que él siente, pero también deberá ser capaz de respetarlo como un ser distinto a ella, con deseos propios aunque absolutamente confundido en ella.

2.19. ¿Hombres padre u hombres madre? Madres no biológicas

Madre es la persona que ejerce la función materna, la que asume ese exclusivo rol. Por lo tanto, la tarea que debe realizar puede ser asumida por cualquiera que ame y, sobre todo, que quiera criar a esa criatura, asumiendo que solo ella será la madre. No importa el sexo, la orientación sexual o la vinculación genética que tenga la persona que ejerza como tal. Así, tanto la madre biológica como el padre biológico, un padre adoptivo, una madre adoptiva, un tío o una tía, o uno de los abuelos puede convertirse en «la madre». No importa quién se comprometa, la única condición para llevar a cabo ese papel es querer al niño y sentirlo como hijo, es decir, aceptar que el niño dependa en exclusiva de esa persona.

El pequeño no debe notar que su madre y él están separados físicamente, pues a esa temprana edad aún no está preparado para soportar esta realidad. Por ello, la madre intenta de manera intuitiva evitarle ciertas percepciones físicas y también emocionales que le puedan indicar antes de tiempo que está separado de ella. Esta circunstancia no implica que el niño deba estar literal y físicamente pegado a la madre, más bien nos referimos al estado de confianza que esta transmite al bebé y que le permite mantenerse tranquilo, aun durante sus ausencias. Con su amor y su dedicación, la madre consigue comunicar al recién nacido que tienen un lugar prioritario en su mente y que no se encuentra desamparado. Winnicott decía que los bebés no existen por sí mismos, sino que están unidos a la madre o a la persona que cumple ese rol.

Sin embargo, el amor por sí solo no convierte a una persona en madre, sino que para ello se requiere una transformación emocional: «enloquecer» y permitir los cambios emocionales que se tienen que producir, perder un poco de vista el mundo y ser capaz, de forma natural, de concentrar los intereses en el recién nacido. Cuando alguien asume el papel de madre, este proceso se da de forma espontánea, algo cambia en su psiquismo que induce a un reajuste de las prioridades. Realmente se trata de una especie de locura, por la intensidad con que irrumpe en la vida de la madre, sea quien sea la persona que asuma el rol materno.

Esta especie de enajenación transitoria tiene como finalidad conseguir el nexo fusional. Pues solamente enloqueciendo un poco es posible que todo se relativice y que solo exista una sola prioridad, el recién nacido, para a partir de ahí concentrarse en la tarea de la crianza. A las pocas semanas, cede la intensidad de este peculiar estado, pero para entonces el vínculo maternofilial ya se ha establecido.

Sin embargo, el vínculo con el padre es diferente, pues, como ya hemos dicho, el bebé sabe que se trata de otro, distinto a él.

2.20. Las madres están perdiendo su espontaneidad. Internet, el oráculo

En la actualidad, la mayoría de las madres y los padres pertenecen a una generación que ha crecido bajo la influencia de internet, lo que los diferencia de los padres de generaciones anteriores. Antes, las madres primerizas eran guiadas por los conocimientos que las demás mujeres de la familia habían adquirido durante su propia maternidad, pero hoy en día esto ha cambiado radicalmente y ya no se echa mano de los consejos de madres o de abuelas.

Internet se ha convertido en el oráculo accesible y siempre disponible con la solución inmediata, rápida y que además cuenta con la ventaja de que nos ahorra tener que soportar los consejos a veces excesivos de algunos familiares entrometidos y poco respetuosos. Así, ha cambiado la forma en que durante generaciones se ha transmitido un saber «intuitivo» y que se solía pasar de madres a hijas, un saber que quizá no estaba basado en evidencias científicas como algunas de las repuestas que encontramos en internet, pero que resultaba certero. Consejos antiguos que la mayoría de las veces han sido avalados posteriormente por la ciencia.

Pero ¿cuál es la diferencia entre una respuesta encontrada en internet y un consejo no intrusivo por parte de, por ejemplo, la abuela del niño? Hay algo indeleble que se transmite en el consejo de la abuela y que se pierde en la respuesta online, algo de la tranquilidad, del afecto que se pone en juego y que desencadena una respuesta más confiada, más intuitiva, más personal. Hay muchas cosas imperceptibles que se transfieren en las relaciones y que provocan respuestas surgidas de un lugar inconsciente y que nada tienen que ver con el pensamiento racional.

Es muy posible que la joven madre no llegue ni siquiera a aplicar el consejo que le ha dado su madre o cualquier otra persona de su confianza, pero eso en realidad no tiene la menor importancia. Lo que realmente importa es lo que ese consejo ha promovido en ella, lo que es capaz de transmitirle para que encuentre la forma adecuada de responder desde su propia intuición. Sin embargo, este tipo de «energía afectiva», por llamarla de alguna forma, no puede generarse desde un ordenador, que tan solo provee información impersonal.

No obstante, las evidentes ventajas que tiene una herramienta tan poderosa como internet pueden difuminar los efectos negativos que hayan podido darse por su influencia. En la actualidad, son cada vez más las personas que no son capaces de decidir sobre circunstancias de su vida sin consultar previamente en la red, donde sin duda encuentran cada vez más información acerca de lo que deben o no deben hacer con sus hijos, sobre qué les pasa a sus hijos, cómo deben enfrentarse a sus relaciones de pareja o de amistad, qué medicamento o qué comida deben dar a sus hijos, cómo deben vivir para ser felices, etc.

Nunca antes la humanidad había tenido a su alcance tanta información, y probablemente nunca había estado tan falta de subjetividad y criterio propio. Sin embargo, solo desde la creatividad y la capacidad para discernir las personas pueden hacer uso de esa información y transformarla en algo útil para sí mismas y para los demás. Porque, de lo contrario, puede resultar nefasta y llegar a dar pie a verdaderos fanáticos en determinadas materias, por no hablar de la manipulación a gran escala que se puede producir desde ciertas organizaciones, empresas, instituciones o gobiernos. De nada sirve la información si no existe un ser humano capaz de procesarla y darle sentido desde sí mismo.

Tenemos que admitir que demasiadas madres han convertido internet en un oráculo que prácticamente decide por ellas: si deben o no dar el pecho, si deben o no hacer colecho, qué comida deben dar a sus hijos, cómo y cuándo deben hablar a sus bebés, etc. Y las preguntas que surgen de forma natural son: ¿Por qué saben tanto de tantas cosas y olvidan que, en realidad, no necesitan saber, y que se empieza a ser una buena madre aceptando, primero, que esa criatura que acaba de nacer depende exclusivamente de ella, pero también que esta situación no debe de abrumarla hasta el punto de desaparecer detrás de supuestos saberes? ¿Dónde ha quedado su instinto?

Es preciso que la madre destierre la idea de que cualquiera sabe más que ella acerca de su bebé. Debe evitar que su inseguridad la lleve a esconderse detrás de este tipo de información, que puede aplicar a veces mecánicamente para esquivar la angustia que le genera sentir que el niño depende de ella. La información es útil, sí, y puede ayudar a las madres en determinados aspectos y momentos, pero solo a través de su intuición podrán llegar a las conclusiones más certeras para su hijo. Además, es muy probable que lo consigan sin tantas injerencias, porque al final lo que resulta importante es que madre e hijo se quieran y que, con paciencia, todo fluya.

Conviene integrar al niño de forma natural en la vida cotidiana de la familia y no tenemos derecho a convertirlo en nuestra religión, algo que en la actualidad ocurre con demasiada frecuencia. De ser así, se trastocará el espacio familiar y en ese caso nadie, ni siquiera el niño, será feliz.

Internet, los libros, los consejos y otras fuentes de información tienen que servir como ayuda para saber cómo son nuestros hijos y por qué proceso están pasando, pero no para sustituir lo que natural e intuitivamente debe surgir en los padres, ese saber profundo y verdadero. Nunca los padres resultan tan eficientes como cuando confían en sí mismos.

EL EMBARAZO DEL PADRE

2.21. Transformaciones afectivas y emocionales sufridas por el padre

Cuando el padre está comprometido con la gestación, también él se embaraza del hijo que espera. Este período supone para él un tiempo de transformación afectiva y emocional, durante el cual empieza a vincularse con su hijo, a la vez que tiene que aceptar su existencia, la de «un otro» que, desde el inicio, se interpondrá entre él y su pareja. Esta es una realidad generalmente reprimida y que pocas veces el padre siente de forma consciente. Y de manera conjunta, la pareja tiene que pasar de una relación dual, en la que solo estaban ellos dos, a otra triangular, que incluye al niño, lo que implicará una reelaboración mental para reubicarse en la nueva situación. Esta adaptación empieza desde el comienzo y cada uno de ellos la hace por separado.

Por su parte, la madre lo tiene algo más fácil para elaborar el cambio, pues durante el embarazo estará acompañada físicamente por su hijo, lo que le ayudará a aceptar antes la situación. Además, el padre queda excluido de la comunicación íntima e intransferible que se inicia entre madre e hijo, por lo que deberá transigir, algo que requiere un esfuerzo de adaptación por su parte y que le despertará muchas sensaciones ambivalentes.

Aceptar esta nueva situación requiere del padre una evolución, un período en el que él también se encuentra «embarazado», con todas las vicisitudes que esto implica. Así, experimentará desde cambios en su afectividad hasta incluso transformaciones a nivel fisiológico. Todo ello para que el hijo pueda empezar a existir y crecer dentro de su cabeza al tiempo que se desarrolla físicamente en el útero de la madre.

Como ya hemos apuntado en este libro, se sabe con certeza que las madres experimentan durante el embarazo cambios neuronales que transforman la morfología de su cerebro y que las dota para la crianza. Entonces ¿por qué no pensar que es posible que en los padres se produzca algo similar a nivel fisiológico, es decir, cambios neurobiológicos que les permitan cumplir el plan que la naturaleza les tiene reservado en la crianza? Sabemos por ejemplo que, al igual que ocurre en la progenitora, el nivel de oxitocina aumenta en los hombres durante los primeros meses de vida de los bebés. Además, su sensibilidad cambia pero de forma distinta a como ocurre en las mujeres. También es frecuente que durante la gestación se sientan más activos, más creativos, con una renovada energía que los impulsa a emprender nuevos proyectos. El embarazo puede llegar a ser para el padre una etapa de crecimiento personal, por eso no son pocos los que durante este período inician una febril actividad profesional, con lo que parecen querer garantizar el sustento que el niño necesitará. En definitiva, los sentimientos de protección y apoyo se movilizan en un intento de asegurar la supervivencia del niño.

2.22. Sentimientos contradictorios

Sin embargo, no todos los sentimientos que se desencadenan en el padre son positivos. La conmoción que conlleva el embarazo dependerá de la solidez emocional que el padre tenga, y para muchos supondrá una desorganización psíquica que provocará comportamientos sorprendentes. Así, en algunos, la alegría de la noticia pronto dejará paso a una serie de sentimientos contradictorios que tienen relación con antiguos conflictos inconscientes de abandono y celos, y que se reactivan en este período.

El sentimiento más frecuente que sufre la mayoría de los padres es el de exclusión. No es de extrañar que esto sea así, pues la madre se convertirá en el centro de las atenciones, tanto de amigos como de familiares, ya que pocos se resistirán, ante el estado de buena esperanza en que se encuentra ella, al impulso de protección y cuidados que inspira. El padre, por lo tanto, quedará relegado a un segundo plano.

Por si esto fuera poco, en la relación con la pareja puede sentirse desplazado de la unidad corporal que forman madre e hijo. El hecho de que el hijo de los dos se desarrolle dentro de la madre descompensa la relación. Esta evidente razón física facilita que la madre tenga una relación más íntima con el hijo que acoge en su seno. Además, es imposible que la madre pueda transferir o compartir con el padre esta relación, al menos en toda su dimensión. En otras ocasiones es la envidia inconsciente de no ser ellos mismos los que pueden tener dentro de sí al hijo, el sentirse alejados de la intimidad física que la madre disfruta, la que puede movilizar afectos contradictorios.

En estas circunstancias algunos padres pueden llegar a percibir al hijo como un rival que lo aparta de su compañera, tal vez como se sintió cuando de niño fue desplazado por otros hermanos que vinieron después que él. La mayoría de las veces estos sentimientos de hostilidad ni siquiera son percibidos como tales por el hombre. En definitiva, la decepción que supone perder la exclusividad de la atención de la pareja, o de no sentirse especiales en el proceso, además de muchos otros sentimientos percibidos por el padre, provienen de conflictos internos no resueltos.

Por eso no es infrecuente que durante el embarazo algunos hombres tengan comportamientos maníacos e inicien aventuras extramatrimoniales o se consuelen bebiendo más de la cuenta con el fin de compensar la decepción o la rabia que sienten. También se pueden producir somatizaciones que son consecuencia de la reactivación de estos conflictos internos; por ejemplo, una repentina impotencia sexual o, por el contrario, sentir un exagerado aumento del apetito sexual que simbólicamente les permite entrar a competir con ese rival en que se ha convertido para ellos el feto.

Por suerte, en la mayoría de los casos son crisis leves y

pasajeras que suelen resolverse sin más consecuencias. La ambivalencia de sentimientos se da en todos los padres, pero solo en determinadas personalidades pueden llegar a ser un problema.

2.23. Algunos padres también pueden sufrir náuseas y vómitos

Tampoco son raros los padres que tienen más síntomas de embarazo que sus propias compañeras, como náuseas, vómitos, dolores abdominales o mareos. En estos casos lo que ocurre es que suele existir una exagerada identificación con la pareja, ya sea por un deseo inconsciente de ser él quien soporte el malestar, del que se siente responsable, o bien por una hipocondría latente que se reactiva durante el embarazo.

Y es que en algunos casos la culpabilidad por sentir que son ellos los causantes del malestar, así como de los inconvenientes físicos que el embarazo desencadena en sus parejas, los lleva a compartir de forma mimética los síntomas físicos, en un intento de calmar ese remordimiento inconsciente que sienten.

También ocurre en padres que actúan inconscientemente como lo hicieron de niños, cuando sentían que perdían el protagonismo y que desaparecían para los demás ante, por ejemplo, el nacimiento de un hermano. Entonces resolvían el conflicto enfermando para volver a concentrar la atención y reafirmarse. Ahora que son ellos los padres, reviven sentimientos parecidos ante el protagonismo que toma la madre, por la necesidad de cuidados que requiere, y que los desplaza. Por eso «enferman» con síntomas que parecen competir con los de la mujer.

El padre se encuentra en algunos aspectos tan embarazado como la madre, porque también él tiene que ir asimilando mental y casi físicamente al hijo que crece en las entrañas de su pareja y que antes de nacer debe hacerse presente en su mente.

2.24. Reacciones aparentemente inexplicables: la huida

El padre se convierte en indispensable desde el mismo momento de la concepción, lo que pasa es que a muchos les angustia la nueva responsabilidad que les genera el embarazo y no acaban de comprender el importante papel que tienen en su desarrollo. Como hemos visto, las causas para que un hombre se ausente o se desentienda del embarazo pueden ser múltiples y tienen que ver con la reactivación de conflictos internos no resueltos.

Recuerdo el caso de una pareja que después de casi cinco años buscando un embarazo, recurriendo a costosos tratamientos médicos y padeciendo otras muchas dificultades, por fin consiguió quedarse embarazada. Lamentablemente, la alegría duró poco, pues lo que tenía que ser un motivo de júbilo para la pareja se convirtió en un revés inesperado. Algo extraño y aparentemente inexplicable comenzó a suceder en las emociones del padre, que cayó en un estado ansioso a las pocas semanas de recibir la noticia del deseado embarazo. Sentía una sensación angustiante de atrapamiento que lo impulsaba a alejarse, a despreocuparse de la situación. Necesitaba sentirse libre, deshacerse de la opresión que le provocaba el embarazo de su pareja. Lleno de ambivalencia, no comprendía lo que le ocurría, pero no podía soportar a su pareja ni oír hablar del embarazo. Así que decidió separarse y la madre tuvo que enfrentarse sola a la situación.

Su crisis tiene origen en una dramática historia personal. De niño, y sobre todo de adolescente, tuvo que ocuparse prematuramente de una madre epiléptica y de un hermano menor con un trastorno mental y se vio obligado a suplir como pudo a un padre alcohólico. Estas trágicas circunstancias dejaron en él una huella profunda y silente que estalló en el momento en que su deseo de paternidad se hizo realidad. El trauma que la inmensa carga familiar dejó en él se activó ante la responsabilidad del embarazo y volvió a sentir la misma asfixia de atrapamiento que había experimentado de joven, cuando asumió obligaciones que no le correspondían. No pudo distinguir entre sus sentimientos actuales y los que un día tuvo.

3

El nacimiento

Es el primer encuentro, el momento en que los padres proyectarán una parte de sí mismos en ese desconocido que aparece ante ellos. Esta primera impresión inicia el vínculo entre todos los implicados y depende de múltiples factores. Las expectativas de los padres pueden empezar a colmarse o frustrarse ya desde ese instante. Cuando llega el momento del parto, podemos sostener que hay un ser humano que dentro del útero ha sido capaz de vivenciar numerosas experiencias que lo capacitan para afrontar el alumbramiento de forma favorable. Gracias al aprendizaje intrauterino, el feto llega preparado para la experiencia.

PERÍODO DE PREGRAVITACIÓN Y DESPUÉS... LA GRAVEDAD

3.1. De la ingravidez a la gravedad

El nacimiento supone para el niño el paso súbito de un medio líquido a otro aéreo, donde se encuentra sometido a la gravedad y a la percepción, por primera vez, del peso de su propio cuerpo. Estas nuevas condiciones desencadenan en él una nueva sensación: el miedo a caer. Todos hemos sentido y seguimos padeciendo este temor, aunque no todos lo percibimos con la misma intensidad.

En los primeros días, la sensación de poder llegar a precipitarse al vacío dependerá básicamente de la forma en que los padres manejen al niño. De manera intuitiva, la madre procura arroparlo acercándolo a su cuerpo e intentará evitarle movimientos bruscos, sobre todo los que se producen al cogerlo en brazos o al dejarlo sobre su cuna o depositarlo sobre cualquier otra superficie. El pequeño pronto se habituará a los brazos de su madre aun sin percibirlos todavía como algo separado de sí mismo.

La forma en que la progenitora consiga llevar a cabo esta adaptación resulta especialmente importante porque de ella dependerá en parte la manera en que el niño perciba su cuerpo en relación con el espacio que lo rodea.

Hay que tener en cuenta que este tipo de movimiento no lo provoca él. El bebé puede mover anárquicamente sus extremidades, sin saber que las mueve o ni siquiera que le pertenecen, pero siente que lo desplazan, le dan la vuelta, lo levantan, lo dejan quieto sin que ninguno de esos movimientos esté planeado o decidido por él. No puede prever cómo será el próximo movimiento hacia arriba o hacia abajo: ¿hacia dónde? Así que nunca se encuentra lo bastante preparado para prever el siguiente movimiento. Es por eso que cualquier desplazamiento descuidado puede resultarle muy angustiante.

Cuando se encuentra acoplado al cuerpo de su madre, o cerca de él, los movimientos y los desplazamientos de ella no le afectan, pues se encuentra a salvo del espantoso temor de la caída, ya que en esa situación el espacio se relativiza. En poco tiempo, los movimientos que ella le procura resultan confiables y reconocibles hasta el punto de sentirlos como propios.

El niño es capaz de percibir el estado de ánimo de la madre a través de sus movimientos. Las pequeñas variaciones en el tono muscular y en la forma en que lo maneja son manifestaciones de ello. El bebé las percibe y hace de ellas una lectura emocional, pues forman parte de la comunicación entre ellos.

Un vestigio de ese período en que el movimiento expresaba y transmitía lleva a que muchos niños y adultos necesiten del movimiento para expresar emociones, como una forma de comunicación. Comunicación que se convierte en artística, como ocurre en bailarines y acróbatas capaces de sublimar a través del movimiento los sentimientos que quieren expresar.

El movimiento es una más de las múltiples sensaciones que conforman la envoltura sensoperceptiva que protege al niño, por lo que la integración del movimiento de la madre y de las personas familiares lo ayuda a ir desarrollando la capacidad cada vez mayor para orientarse en el espacio.

Los movimientos de la madre y su hijo están especialmente sincronizados. El movimiento del bebé origina otro por parte de la madre, que se acomoda de manera milimétrica a él. Este funcionamiento totalmente espontáneo tiene un efecto que va más allá de la aparente búsqueda de comodidad. Cuando madre y bebé sincronizan sus movimientos, el bebé recibe la respuesta adecuada y esto tiene un efecto beneficioso sobre sus neuronas, que desarrollan circuitos en función de las respuestas que obtiene del exterior. Si ante los estímulos de incomodidad que le provoca determinada postura, la madre neutraliza con su propio movimiento y de forma automática el malestar del pequeño, está acompasando su propio sistema neuronal con el del niño, ayudándolo a fomentar circuitos neuronales de no estrés, y esa respuesta adaptada a sus necesidades estimula la secreción de hormonas y neurotransmisores que favorecen el bienestar y la percepción de seguridad.

3.2. De estar sujeto por todos lados al desamparo físico

Durante la mayor parte del embarazo el feto se encuentra flotando en estado de ingravidez. Más tarde, al crecer, cuando su tamaño ya no le permite tanta libertad de movimientos, las paredes uterinas lo comprimen y le dan una sensación de sostén, por lo que el nacimiento supondrá pasar del mundo de las estrecheces dentro del útero al desamparo del vacío externo, del medio líquido a otro aéreo. De repente se ve sometido a la gravedad, por primera vez sentirá el aplastamiento que supone el peso de su cuerpo, y además la sensación de estar sujeto también habrá desaparecido. Son todas nuevas sensaciones para las que en el momento del nacimiento ya se encuentra listo.

La percepción de que todo pasa como una continuidad es vital para el recién nacido. Nada de bruscas rupturas o cambios repentinos hacia momentos para los que aún no se siente preparado. La sensación de continuidad en todo cuanto le acontece tiene gran importancia durante el crecimiento, pero es especialmente determinante durante las primeras semanas de vida. Cualquier precipitación o anticipación en los requerimientos a los que se ve sometida una criatura supondrá un esfuerzo extra de adaptación y una inhibición en otra parte de su desarrollo. El niño solo siente como una continuidad aquellos cambios para los cuales está preparado.

Por eso en las primeras horas necesita el envoltorio amoroso y físico del regazo de su madre. Ya fuera del útero, seguirá escuchando tanto el latido como la respiración. De hecho, muchas madres no pueden soportar que las separen en las primeras horas de vida de su hijo, pues saben de forma instintiva de la importancia que ese primer encuentro tiene para ellas y también para ellos.

Cuando un recién nacido es separado bruscamente de la madre puede sentir una angustia infinita por falta de límites, algo parecido a una sensación de desborde o a la experiencia de desparramarse sin contención. Y si esta angustia temprana se prolonga demasiado, corremos el riesgo de que genere una dificultad para desarrollar una correcta representación corporal de sí mismo.

3.3. Las habilidades extrasensoriales y los dones especiales

Las habilidades extrasensoriales y los dones que algunos adultos poseen son restos que aún conservan de la sensibilidad con la que todos iniciamos la vida, un tipo de percepción sensorial que se pierde durante el crecimiento.

Los bebés, especialmente los recién nacidos y hasta los tres meses, poseen una percepción muy distinta a la del adulto, lo que se debe a que su sensibilidad superficial —es decir, la que dan los sentidos— se encuentra aún demasiado inmadura. Por este motivo percibe más las señales que llegan desde el interior de su cuerpo que las del exterior. Esta circunstancia hace que la percepción que tienen de lo que está ocurriendo sea muy distinta a la de los adultos que lo rodean.

El equilibrio, la postura, la temperatura, el contacto, el ritmo, el dolor y otras muchas señales físicas que percibe son emitidas desde el interior de su cuerpo a través de su sensibilidad profunda, un tipo de percepción que a esta edad les resulta mucho más útil y que es diferente de la que los adultos perciben. Esta sensibilidad tan especial no solo integra los fenómenos físicos del interior de su cuerpo sino que en realidad, y esto es lo verdaderamente sorprendente, se trata de un complejo mecanismo que le permite percibir sensaciones de tipo emocional, sin que ello quiera decir que exista aún en él ningún rasgo de psicología. Se trata de un vestigio animal que obedece a nuestra condición de mamíferos y que constituye la base de la comunicación entre hijos y padres en las primeras etapas de la vida.

Ya antes de nacer, el niño es capaz de captar las emociones más profundas de su madre y sigue siéndolo durante parte de su crecimiento. Esta forma de sensibilidad profunda elude los canales racionales del pensamiento y utiliza otras vías que suelen encontrarse inhibidas en los adultos, en los que la comunicación sensorial ha dejado paso al lenguaje verbal. Pero no en todos los adultos se inhibe, sino que en algunos persiste y es frecuente encontrarla entre las aptitudes extrasensoriales de muchos creadores con un talento inusual para determinadas actividades. Compositores, músicos, acróbatas, pintores, investigadores, trapecistas, poetas y deportistas que por alguna razón consiguen mantener activa una parte de la sensibilidad profunda que un día, durante sus primeros meses de vida, funcionó.

Pero algo de ese tipo de percepción se activa en cualquier adulto en circunstancias extremas, especialmente cuando las vías del pensamiento resultan demasiado lentas o ineficaces para dar respuestas rápidas. Por ejemplo, en situaciones de riesgo emocional o físico pueden reactivarse vías reflejas y automáticas activadoras de reacciones veloces, que nos permiten anticiparnos a hechos que aún no han sucedido o reaccionar sin pensar en momentos cruciales, decisiones que en un instante pueden salvarnos la vida. En estas circunstancias, el pensamiento racional no es capaz de dar una respuesta adecuada lo suficientemente rápida. Este tipo de percepciones extrasensoriales, casi paranormales, provienen de la sensibilidad profunda del remoto tiempo en que fuimos bebés.

3.4. Conexión sensorial en el vínculo materno

Tanto las madres biológicas como las que no lo son, incluyendo a los hombres que se disponen a ejercer de madre, deberán pasar por un estado emocional muy peculiar durante las primeras semanas de vida del bebé, período durante el cual se forma el vínculo maternofilial que debe existir entre la madre y su hijo.

Es fácil comprender que para muchas mujeres tolerar la nueva situación personal que les exige su nuevo papel de madres se traduzca en una serie de renuncias que ponen a prueba su resistencia emocional. En estos casos es probable que necesiten algo más de tiempo para asumir la situación y precisarán un apoyo extra si las cosas no marchan bien desde el principio.

Como hemos señalado a lo largo del libro, para que se inicie el vínculo que la relación maternofilial necesita, la madre o la persona que ejerza ese papel tendrá que sufrir una especie de regresión hasta estados sensoriales remotos, ya olvidados, con los que se reactivan funcionamientos arcaicos, lo que le permitirá desarrollar la hipersensibilidad necesaria para interpretar las señales del recién nacido. Se trata de capacidades perceptivas profundas con las que todos nacemos, que funcionan en todos nosotros de forma casi exclusiva durante nuestros primeros meses de vida y que constituyen la base de la comunicación entre el recién nacido y el inconsciente materno. Por esta razón el niño percibe los sentimientos más profundos de la madre; por mucho que ella intente ocultar delante del bebé lo que de verdad siente, el bebé está conectado con su inconsciente. Este tipo de percepción desaparece en la mayoría de los adultos, pero se vuelve a reactivar cuando alguien se convierte en padre o madre. Los padres comprometidos sufren esta transformación sensorial, esta regresión a los sentidos. Con ello, se capacitan para descifrar lo que sus bebés necesitan e indagan hasta acabar encontrando la respuesta, es así como se crea el vínculo, aprendiendo en el intercambio. Solo hay que confiar en el propio instinto especialmente desarrollado. Sin embargo, en la actualidad, sobre todo en el mundo occidental, se ha perdido el contacto más esencial con todo lo corporal y resulta algo más complicado para algunas madres dejarse llevar por el instinto.

3.5. Los padres adoptivos

Conocer todos los procesos por los que pasa un bebé en sus primeros meses de vida y la influencia que ello tendrá en su salud puede inquietar a los padres que adoptan a un niño mayor de seis meses. Como ya hemos apuntado, hasta esta edad el cerebro tiene una gran plasticidad, por lo que los padres podrán convertirse en los padres reales del niño en las mismas condiciones en que lo consiguen los biológicos. Pero ¿qué ocurre si el niño se adopta con una edad mayor y se desconoce lo que ha sucedido en su vida durante este período?

Cuando las circunstancias son adversas al inicio de la vida y las carencias han sido excesivas, las secuelas son inevitables, aunque incluso en estos casos tan extremos se pueden atenuar los problemas durante el resto del crecimiento, si bien supone un esfuerzo a veces agotador para los padres. En otros casos, el niño llega con una historia que quizá no es la mejor pero que le ha permitido mantener algo de su vitalidad emocional, en espera de que en algún momento un vínculo les permita estructurarse.

Los padres adoptantes tienen que estar dispuestos a embarazarse y parir un hijo, simbólicamente hablando, y no importa la edad que tenga el niño: el paso por esta experiencia es necesario. Durante este proceso de gestación simbólica deberán tramitar las crisis de identidad del hijo como propias, no tendrán más remedio que poner en juego toda su capacidad simbólica y amorosa para llegar juntos a elaborar todo lo que quedó por desarrollar; deberán reestructurar su psiquismo para dar cabida al hijo. En realidad, este trabajo, aunque cueste más llevarlo a cabo, es el mismo que realizan los padres biológicos durante los primeros meses de vida del niño. La diferencia es que ellos ni han sufrido las transformaciones que el tiempo de embarazo origina y que prepara para la crianza, ni el niño suele ser un recién nacido, sino que llega con una historia que tendrán que elaborar juntos hasta que el niño gane confianza y decida adoptarlos a ellos.

Es necesario resignificar las antiguas vivencias y propiciar las que no tuvieron lugar en la vida del pequeño. Juntos tendrán que superar la experiencia de abandono que el niño padeció, además de reparar las heridas que pudo sufrir mientras creció lejos de ellos.

No hay que olvidar que, si algo vivo consiguió organizarse mínimamente a pesar de las carencias en estos primeros meses de vida, la necesidad de apego de estos niños es enorme. Este impulso proviene de la necesidad imperiosa que sintió a una edad en la que no podía satisfacerse solo, pues nadie a su alrededor percibió sus necesidades. Si a esta querencia de apego añadimos que con toda seguridad es un niño deseado, las posibilidades de resignificación estarán garantizadas y el vínculo permitirá una reestructuración saludable.

Hay trastornos de la personalidad que se generaron durante la formación del psiquismo, en la lejana época de los primeros meses de vida, pero que pueden ser en parte revertibles cuando conseguimos generar un vínculo seguro. La sociedad tiene que ser capaz de favorecer e intentar reparar las lesiones que se produjeron en las vidas infantiles de muchos adolescentes o adultos jóvenes, adoptados o no, a través de la creación de servicios de salud mental que apoyen y contengan el sufrimiento y la desesperanza de estos chicos y chicas.

Sabemos que la creación de vínculos emocionales a cualquier edad es una garantía para la protección y la promoción de la salud mental.

3.6. El nacimiento. Una decisión del niño

Parece que la naturaleza es la que inicia el parto y en cierta forma así es, pero en realidad el que decide cuándo nacer es el niño. En el momento en que su maduración se ha completado, algo lo empuja a nacer.

Con sus movimientos inicia la fase de expulsión, en la que necesita la fuerza de su madre, con la que contará si ella se encuentra receptiva.

Solemos creer que el parto es algo complicado para el niño, pero, en realidad, si el período prenatal se ha desarrollado saludablemente el parto no resulta traumático. Tanto esto es así, que se sabe que muchos de ellos duermen durante la mayor parte del proceso.

Podemos considerar el nacimiento como un paso más de su crecimiento, una necesidad ineludible a la que su naturaleza los empuja.

Desde el inicio, el crecimiento se desarrolla como una continuidad durante la cual se van sucediendo una serie de cambios que no deberían ser percibidos por el niño como discontinuidades o rupturas, sino como progresos sucesivos que siempre suponen para él mejoras y más autonomía. Cambios a los que, por otra parte, se siente empujado cada vez que alcanza un determinado nivel de madurez.

Poco antes de nacer, el feto ya es capaz de experimentar y retener recuerdos corporales, lo cual lo dota para empezar a sentir físicamente la necesidad de descompresión que el estrecho espacio uterino le provoca; así se da el empuje para pasar del estado de no nacido al estado de nacido sin que este tránsito sea necesariamente vivido como algo traumático.

Cuando las condiciones intrauterinas han sido buenas,

el feto está confiado y acostumbrado a que no ocurra nada malo, a que todo transcurra como una continuidad sin grandes rupturas que lo hagan estar en alerta. Este ambiente uterino favorable le hace afrontar el parto sin demasiado estrés.

Pero la vivencia del parto no es la misma para todos los fetos. Por desgracia, aquellos que no han tenido la suerte de disfrutar de unas buenas condiciones intrauterinas suelen estar estresados; entonces el parto supondrá una experiencia angustiante, que los puede dejar exhaustos.

3.7. Un flechazo a primera vista

Tanto los padres como el recién nacido están asombrosamente programados para iniciar el vínculo entre ellos desde el primer instante en que se ven. Es extraordinario observar la forma en que ambas partes interactúan desde el primer momento. El recién nacido se ajusta perfectamente a las fantasías que sus padres han ido tejiendo desde el comienzo del embarazo. De nada servirán las miradas objetivas, los padres verán a su hijo como el bebé más guapo y, si no lo es, será la bebé más espabilada o el nene más simpático. Para ellos nada importa, su bebé es maravilloso, necesitan convertirlo en el niño o la niña que esperaban, enamorarse de ella o de él, quedar prendados como imanes y verter en él deseos y aspiraciones que lo van a convertir en el rey o la reina de la casa.

El recién nacido se encuentra suficientemente preparado para captar la elevada emoción del momento inicial, de las primeras horas o días; posee la capacidad sensorial necesaria para condicionar de forma activa las reacciones de sus padres hacia él, cosa que por otra parte resulta esencial para su supervivencia.

Desde la primera impresión, el diálogo se inicia. Ahí empieza un vínculo que dura toda la vida y que en parte puede quedar determinado por esta primera impresión.

La antigua idea de que los niños no veían ni oían hasta muchas semanas después de nacer impedía a los padres iniciar la comunicación con su bebé, perdiendo así un tiempo precioso en el que la interacción de unos y otros fortalece el vínculo desde el primer instante.

Muchas de las reacciones del bebé van destinadas básicamente a recompensarlos, a asegurarles que están haciendo lo correcto y que son unos buenos padres para él.

El niño hace lo correcto cuando tiene que llorar y a su

vez los padres sienten que hacen lo correcto cuando lo atienden. Por eso la mejor guía de crianza es mirar a su hijo, observar su conducta y esperar sus reacciones; pronto comprenderán que ellos son los mejores padres para él. No hay que olvidar que el recién nacido está preparado para hacerse entender, solo necesita ser escuchado y descifrado.

3.8. Renunciar al bebé soñado. Personalidad del recién nacido

Durante el embarazo la capacidad psicológica de los padres para comprender y compenetrarse con su bebé se ha activado de tal forma, que parecen estar programados para valorar todos los rasgos de su recién nacido, cuanto más entusiasmados están más firme será la relación que se establezca entre ellos.

Mientras dura el período de gestación dan forma a una fantasía acerca del niño que está por nacer, la cual parte de... de deseos profundos enlazados a ideales acerca de ellos mismos.

Es inevitable que desde el mismo momento del nacimiento los padres proyecten algo de sí mismos en él, verán lo que quieren ver, no lo percibirán de forma objetiva sino que lo reconocerán a través de su propio mundo subjetivo, algo que les ayuda a reconocerlo como propio, a identificarse con él. Esta es una reacción completamente universal y forma parte del desarrollo normal.

Los padres que han tenido ellos mismos un pasado difícil establecen desde el inicio interacciones más complicadas que aquellos que tuvieron buenos vínculos. Esto es lo que puede ocurrir cuando tienen un ideal narcisista muy elevado y no les importa la realidad; el recién nacido no coincidirá con el hijo imaginado. En ese caso la percepción del niño será una proyección de los aspectos negativos de los padres.

Cualquier decepción que un bebé produzca en sus padres proviene tan solo de la decepción con respecto a la proyección que los padres hagan sobre él, y que tiene que ver con los conflictos internos de cada uno de ellos. Aunque no sea precisamente el hijo al que aspiraban, los padres superan pronto la ambivalencia inicial y lo invisten con lo mejor de sí mismos.

Por otro lado, cuando las cosas no salen exactamente como esperaban, por ejemplo en el caso de niños prematuros, que llegan en unas circunstancias y en un momento en el que los padres aún no están preparados para recibirlo, los padres van a necesitar reajustar sus expectativas y atender la herida narcisista que se abre en ellos y que supone renunciar prematuramente al bebé soñado. Poco a poco irán renunciando al bebé imaginado, aceptando y sobre todo respetando la individualidad del niño.

4

Los tres primeros meses

Los tres primeros meses son un período crucial que determina la mayor parte del desarrollo definitivo del sistema neurológico. Este desarrollo depende básicamente de las vivencias de satisfacción que el niño tiene que experimentar en el vínculo con su madre.

LOS DÍAS DESPUÉS DEL PARTO

4.1. Crear una envoltura sensoperceptiva

Como ya hemos apuntado, desde el primer instante de vida del pequeño, la madre procura reproducir al máximo las condiciones físicas que el niño tenía cuando se encontraba en el útero materno, es decir, lo ayuda para que se aclimate al exterior de la forma más progresiva posible: lo arropa, lo maneja con cuidado, le susurra y evita en lo posible los movimientos bruscos. Pronto su entorno se convertirá para él en una envoltura de naturaleza sensoperceptiva, compuesta por todos los elementos del ambiente tanto físicos como emocionales que rodean al niño y que este puede percibir: la casa, con todas sus peculiaridades físicas como son sus olores característicos, sus ruidos, su temperatura, así como los estímulos visuales y cenestésicos y muchas otras percepciones. Es decir, todo lo que pertenezca a su universo cotidiano constituirá esa especie de envoltura sensorial.

Naturalmente, hablamos de una envoltura virtual, no visible, que el niño acaba reconociendo como el entorno que le resulta familiar y que, por lo tanto, le da seguridad. La constancia de los estímulos contribuye a ello y es imprescindible para crear este ambiente reconocible. Por esa necesidad de repetición, durante las primeras semanas de vida el bebé necesita que las cosas sucedan con un ritmo y una frecuencia constantes, hasta que los estímulos se conviertan en algo reconocible y más adelante incluso previsibles.

Cuando se ha conseguido crear esta envoltura, el niño puede sentirse seguro durante algo más de tiempo ante las pequeñas frustraciones. Por ejemplo, en el caso de que su madre se ausente, podrá seguir confiado rodeado de todos esos estímulos sensoriales que le resultan tan familiares. Por otro lado, una envoltura confortable permite al niño no gastar sus energías de crecimiento en mantenerse alerta ante un entorno cambiante que podría originarle una gran confusión. Sin embargo, su madre es su mejor envoltura: si ella está cerca y disponible, no importa demasiado el entorno donde se encuentren.

4.2. ¿Quién se tiene que ocupar del niño al inicio?

Una madre que no puede encargarse completamente de su hijo estará en desventaja, porque perderá oportunidades para conocerlo. Si está ausente no podrá observarlo mientras duerme ni cuando está despierto, no acabará de comprender cómo es y tampoco podrá llegar a deducir qué necesita; no conseguirá calmarlo porque desconoce cómo suele reaccionar. Así, algo importante de esas reacciones se habrá perdido durante su ausencia. No nos referimos a que la madre no se pueda ausentar, claro que puede y debe, pero con la condición de que sus ausencias no sean tan prolongadas como para que el entorno se vuelva demasiado caótico para su hijo. Desde luego, durante los primeros días de vida la madre sentirá que no quiere ni puede desaparecer sin que eso perturbe a su hijo. Pero poco a poco esta circunstancia ira evolucionando, a medida que la confianza entre ellos se vaya consolidando, y las ausencias podrán ser más prolongadas.

El vínculo y el conocimiento de la personalidad del niño se adquieren mediante el contacto con este, es imposible hacerlo de otra forma. Si la madre no tiene la posibilidad de ocuparse no solo de la alimentación sino también del resto de las experiencias, será difícil que llegue a comprender el idioma en que su hijo se expresa.

El recién nacido creará el mundo a través de lo que su madre le devuelva, por lo que todo tiene que ser filtrado, matizado por ella, tanto el mundo externo como el interno. Es la madre la que lo salva de las tormentas físicas que se desencadenan en su interior cuando aparecen el hambre, el frío o la incómoda sensación de los pañales sucios. Así, si la madre se ausenta demasiado no habrá podido empatizar ni identificarse lo suficiente como para interpretar las necesidades de su hijo, con lo cual tal vez fracase a menudo al intentar calmarlo, lo que contribuirá a que se decepcione y se sienta rechazada por él o incapacitada para criarlo. Entonces, es muy posible que intente huir del esfuerzo y relegue la labor a otra persona.

Cuando el vínculo no se inicia con las suficientes garantías, es complicado retomarlo en el futuro sin la percepción de que algo se ha hecho mal desde el comienzo. Esto no quiere decir que el bebé no pueda ser atendido por el padre u otras personas que también lo quieran, pero esto deberá ocurrir sin que el vínculo con su madre deje de permanecer en forma de orden dentro de sí, y sin que deje de percibir el amor que su madre siente por él. Eso lo convertirá en un bebé confiado y resistente aunque ella no se encuentre con él.

Por supuesto, el bebé desde el inicio reconocerá y se divertirá con los cuidados de su padre, o de los abuelos o de otras personas, pero donde verdaderamente habita es en el vínculo que tiene con su madre. El bebé estará seguro mientras que perciba que el mundo de la madre permanece, y no importa que la madre se ausente, sino la cantidad de tiempo que lo haga: deberá aparecer para el reencuentro antes de que surja la confusión. Por esta razón, las separaciones de la madre no pueden ser demasiado largas al principio.

4.3. ¿Qué es lo que realmente hace que un bebé crezca?

El bebé crece por un instinto vital inherente a él y los padres tienen la tarea de proporcionar el entorno físico-afectivo adecuado para que esta energía vital se desarrolle sin trabas, de una forma natural. Si damos por sentado que la vida es el empuje arrollador que existe en todos los seres vivos, el motivo que los impulsa a la supervivencia, también habríamos de asumir que la crianza no debería ser nada más que una buena canalización de esa energía vital. Si admitimos esta realidad y eliminamos la trascendencia a veces asfixiante con que algunos padres abordan la cuestión, comprenderemos lo importante que es relajarse y disfrutar de la experiencia.

Las madres que actúan intuitivamente no necesitan ningún conocimiento más. Sin embargo, podría ocurrir que saber la importancia de este período les hiciera perder su comportamiento espontáneo y que bloquearan el natural fluir del que la naturaleza les dota, ante la trascendencia de esta época.

Toda la información sobre cómo transcurre este período solo tiene que servir para agudizar su propia intuición.

Si admitimos que el embarazo transcurrió fisiológicamente sin que los padres tuvieran ninguna incidencia en él —solo tuvieron que aportar su deseo, es decir, su amor por el niño— y que fue la biología la que se ocupó del resto, hay que tener también en cuenta que después del nacimiento el proceso sigue funcionando de la misma manera. Los padres solo tienen que ocuparse de aportar un elemento que no existe en la biología y que es imprescindible para el desarrollo en los seres humanos: el afecto.

Saber que existe una fuerza vital en el niño que lo hace más resistente de lo que podemos pensar, y que esta fuerza se nutre del amor que sus padres sienten por él, puede tranquilizarlos y permitir que se ocupen de lo que verdaderamente importa: de proporcionar esa felicidad de la que son capaces y de deleitarse con la experiencia a pesar del esfuerzo que conlleva. Así que lo mejor es relajarse y disfrutar de la relación, dejarse llevar y descubrir la felicidad que aporta comprobar cómo todo fluye con más naturalidad de la que podíamos pensar.

Los padres que han superado la experiencia del primer hijo pueden disfrutar con menos estrés del segundo y según lo que dice el refrán, «el tercero se cría solo». Y es que en realidad lo que hace crecer al niño tanto en la primerísima infancia como durante el resto del desarrollo es la percepción de que alguien lo ama y que a ese alguien le gusta cuidarlo.

4.4. El chupeteo. El inicio de la erogenidad

El niño comienza a desarrollar un comportamiento autoerótico justo en la época en que sus vivencias dependen de la forma en que es cuidado y, sobre todo, de la forma en que es amado por su madre. Y es a través del chupeteo que empieza a ser capaz de proporcionarse a sí mismo el consuelo que lo ayuda a soportar la espera y el malestar. El placer que consigue chupando su puño, su mano o el chupete será el inicio y la base sobre la que se edificará la futura disposición para el placer y el disfrute.

Sabemos que el acto de mamar no solo proporciona leche, sino que se acompaña del placer autoerótico que el bebé encuentra succionando. Y con el chupeteo, el niño consigue reproducir este placer, que lo consuela cuando tiene hambre hasta que por fin llega el pecho o el biberón.

El chupeteo constituye en realidad la primera forma autónoma de comportarse, pues será capaz de repetir autoeróticamente el placer, por el simple gusto de hacerlo, haya o no necesidad. En la base de muchos comportamientos compulsivos y que tienen la huella de la oralidad, como el consumo de comida, bebida, tabaco y otros, se esconde la búsqueda de lo que un día el chupeteo sustituyó: la madre y el pecho.

La posibilidad de autosatisfacerse depende de la capacidad que haya podido desarrollar el bebé en la interacción con su madre: cuanto más se puede enriquecer el niño en esta primera relación, más se cimenta su disponibilidad futura para el disfrute. Por eso, cuanto más goce su madre de la relación con él y más felicidad sienta ella al cuidarlo, mejores condiciones se crean para que el bebé pueda defenderse mediante el chupeteo del dolor o la inquietud. En estas condiciones de bienestar ella regulará más espontáneamente y mejor los tiempos entre toma y toma, fundamentales para que el niño desarrolle su capacidad de chupeteo. Si la madre se deja llevar, encontrará el ritmo adecuado: ni demasiado largo, para que el niño pueda esperarla chupeteando sin desesperarse; ni demasiado corto, para que pueda desarrollar su capacidad de chupeteo.

Por supuesto, el chupeteo adquiere distintos significados según la edad del niño, aunque de fondo siempre encontraremos la representación o la sustitución de la relación primera con la madre. En ciertos casos, cuando el niño ha crecido y el chupeteo es excesivo o se prolonga demasiado, puede llegar a constituir un acto puramente mecánico que utiliza para no pensar.

Cuando por alguna razón la madre no presenta las cualidades que el niño necesita en los primeros momentos, este no puede desarrollar dentro de la relación su autoerotismo, por lo que el placer quedará disperso y el pequeño generará una dificultad para conseguir erogenizar adecuadamente su cuerpo.

El cuerpo erógeno se constituye a partir del momento en que el lactante es capaz de sentir que el placer que le proporciona la relación de cuidados con su madre puede ser reproducida en parte por él, independientemente de esta y a través del chupeteo.

4.5. La madre transforma al niño y el niño transforma a la madre

Cuando el bebé llora o se agita en su cuna, la madre interpreta lo que le ocurre y consigue calmarlo. Esto se produce tras múltiples interacciones que han tenido lugar entre los dos. La madre modifica a su hijo con cada respuesta que da a su malestar y él al tranquilizarse provoca a su vez en ella la sensación de que es competente, de que la reconoce, la capacita como su madre. Estas interacciones permiten que el placer que obtiene la madre al sentirse reconocida en sus acciones pueda ser percibido por su hijo a través de imperceptibles gestos que se generan de forma involuntaria en ella. Así pues, sinérgicamente, el bienestar de uno desencadena sensaciones de confianza y seguridad en el otro. La madre, adaptándose a su hijo, hace que las reacciones de este condicionen también las suyas.

Que el niño sea aliviado de sus tensiones corporales depende tanto de sí mismo y las señales que emite como de la capacidad de la madre para descifrarlas. Cuando el pequeño no encuentra respuesta por parte de su progenitora, repetirá una y otra vez la acción a la espera de ser aliviado. Esta circunstancia tiene importancia, porque si el niño ha conseguido la suficiente confianza en que el entorno responde a sus demandas, será capaz de tolerar mejor las «fallas de adaptación» de su madre, será más perseverante para conseguir lo que necesita, y también habrá desarrollado una mejor tolerancia a la espera.

Es desde estas primeras vivencias desde donde se inicia su capacidad para la perseverancia y probablemente la confianza en sí mismo, al sentir que seguir reclamando hasta lograr que alguien lo alivie es algo que depende de su insistencia. Para ello solo tendrá que confiar en que el entorno no le fallará por esta razón, pasadas las primeras semanas, en las que se ha establecido una buena confianza, la madre podrá empezar a no estar tan inmediatamente disponible para él.

LA LACTANCIA,
ALGO MÁS QUE ALIMENTAR

4.6. ¿Todas las madres deben amamantar? ¿Soy una mala madre si no amamanto?

Primero habría que aclarar qué significa exactamente dar el pecho. Al comienzo de su vida, la alimentación y el afecto son la misma cosa para el niño, que no puede distinguir entre su boca y el pecho, pues para él todo es una continuidad. En su inmadurez de los primeros días, la leche es la primera «madre» que el niño reconoce, el primer elemento que lo satisface y lo calma y que cumple en sí mismo una función materna. Sin embargo, pronto la intimidad que se crea entre madre e hijo, y que es inherente en estos primeros momentos a la alimentación, pasa a ser lo más importante del acto de amamantar, más allá de que el pequeño reciba leche materna o leche maternizada. Desde luego hay que admitir todas las ventajas de tipo fisiológico y bioquímico que la leche materna presenta, eso es incuestionable, de ahí que la lactancia natural sea la mejor opción, sobre todo cuando el resto de los componentes que participan en ella también se dan.

Con todo, sabemos que la lactancia es algo más que alimentar. Que resulte satisfactoria depende más de la relación que se da entre la madre y su hijo que del tipo de leche. Y eso se debe a que hay otros aspectos que condicionan la lactancia; por ejemplo, es más importante la forma en que se sostiene y se manipula a un bebé mientras mama que la vía por la que se produzca la alimentación. Y con esto no podemos decir que sea preferible el biberón al pecho, pues evidentemente lo natural siempre es lo más deseable, pero sí se puede afirmar que la lactancia natural no es garante por sí sola de un buen vínculo materno.

Puede ocurrir que los bebés que se criaron con leche materna no lleguen nunca a ser capaces de desarrollar cualidades que se inician justo en este período de lactancia; por ejemplo, pueden presentar una incapacidad para crear buenos vínculos con el resto de las personas o quizá no puedan tener una buena relación consigo mismos, a pesar de haber sido criados con pecho. Y al contrario, podemos encontrarnos bebés que fueron criados con leche maternizada y que a pesar de eso resultan estar dotados para el amor y la vinculación emocional.

De todas formas, la madre tiene que intentar amamantar, porque hay algo de esa experiencia que facilita el vínculo y que corre el riesgo de perderse si no lo hace.

Sin embargo, son demasiadas las madres que hoy en día pueden sentirse estigmatizadas cuando después de infructuosos esfuerzos por hacer funcionar sus pechos, y tras un gran sufrimiento para ellas y sus hijos, se han visto obligadas a abandonar la idea de amamantarlos. En realidad no se trata de una cuestión de voluntad, sino más bien de mandatos inconscientes y de conflictos internos no resueltos que suelen emerger en momentos de inseguridad. Así pues, forzar la situación, e intentar una lactancia que incluso en el caso de conseguirse no resulte lo bastante gratificante para la madre, llevará al fracaso y con él vendrán la angustia y la culpabilización, justamente lo contrario de lo que necesita.

La presión acerca de los beneficios de la lactancia materna sobre la artificial es tan grande que las madres que no pueden o no quieren dar el pecho se sienten señaladas. Así, que alguien las autorice a pasarse a la leche maternizada puede ser un gran alivio para ellas. Una madre satisfecha es muchísimo más nutritiva para el recién nacido que una que se siente fracasada desde el comienzo. Ser una buena madre no solo consiste en proporcionar leche del pecho o leche maternizada, hay muchas más cosas que también se ponen en juego en este período.

4.7. Esperar el pecho: la primera frustración y el inicio del psiquismo

La fantasía del bebé surge de la necesidad de consolarse que tiene ante la frustración que supone sentir hambre y que el pecho no esté disponible inmediatamente, algo que sucede en cada toma. Es en ese corto espacio de tiempo, entre el aumento de tensión por el hambre y la llegada de la leche, cuando el niño empieza a fantasear con el pecho que lo nutre. En estos instantes de inquietud se sentirá impulsado a chupar lo que primero llegue a su boca, que suele ser su puño o su mano. Mientras chupa con fruición fantasea que su puño es el pecho y eso consigue entretenerlo durante la espera. Aunque el fantaseo tiene un límite: cuando el hambre es ya insoportable la realidad de la necesidad se impone y el niño estalla en llanto.

Pero, hasta llegar a esta primera capacidad para autocontenerse, es imprescindible que antes, y gracias a la adaptación casi total que su madre hace desde el inicio, logre generarse la ilusión de que el mundo es un lugar seguro donde las necesidades se resuelven mágicamente gracias a los solícitos cuidados de su progenitora.

El pecho o el biberón aparecen a intervalos, en paralelo al ritmo que marca el hambre, que se siente como un aumento de tensión interna creciente que el niño instintivamente intenta calmar chupando, y el consuelo o el entretenimiento que esta acción le proporciona le ayuda a no desorganizarse en esos momentos. Cuando la leche tarda demasiado en aparecer, la tensión se convierte en dolor y se desencadena el llanto que alerta a su entorno.

No hay riesgo de anticiparse ni de que la espera sea excesiva aunque el niño estalle en llanto, pues, cuando la madre está tranquila y conectada, la espera entre hambre y alimento será la correcta, ni excesiva ni demasiado precipitada. Su instinto será suficiente para que los intervalos de frustración ante la llegada de la leche sean los esperados.

A medida que el bebé va creciendo, su vida se va haciendo más compleja, al igual que sus necesidades. La madre empieza a no estar tan disponible y a fallar, y eso, lejos de convertirse en un problema, se vuelve imprescindible para que surja en el niño la suficiente adaptación a la frustración, es decir, a aceptar la existencia de una realidad exterior que le impone determinadas exigencias.

Si la madre resulta estar demasiado ansiosa, taponará la boca del niño con leche antes incluso de que este tenga hambre, no dejará que sienta la pequeña frustración que se produce con la espera, y si esto ocurre de forma repetida se perderá la posibilidad de que empiece a fantasear, a existir al margen de la realidad que lo obliga a la espera. Se perderá la oportunidad de ser él el que cree al menos durante unos instantes el pecho sin la necesidad de que esté presente. Este es el primer acto psíquico autónomo del niño, que empieza buscando consuelo mientras espera la leche y que poco a poco se irá despegando de la necesidad alimenticia y será capaz de fantasear tan solo por el placer de hacerlo.

UNA MADRE CORRIENTE

4.8. Unos padres no perfectos

La paternidad y la maternidad son experiencias opcionales en la vida de las personas y cada quien debe valorar si desea o no vivirlas. La claridad con que se tome esa determinación resulta fundamental a la hora de que los padres generen en su propio psiquismo un mundo en el que alojar a su futuro hijo, incluso antes del embarazo, como ya hemos explicado a lo largo del libro.

Ser buenos padres no depende de los conocimientos, ni de las normas, sino de darle al niño lo que necesita en cada momento. Se trata de ser unos padres que cuiden a su bebé sin excesos y sin demoras, que comprendan que no siempre van a estar acertados en sus respuestas y que son precisamente esos fallos los que completan y forman parte de una correcta crianza. Padres capaces de tolerar sus errores y de tener la suficiente confianza como parar saber que no siempre se acierta a la primera, que habrá momentos de dificultad en los que tendrán que confiar en sí mismos, navegar en el desconcierto sin perder la calma, y que es justo esta actitud de tolerancia la que aprende su hijo. Es más: los padres deben fallar, pues, si fueran perfectos, no dejarían ningún lugar para que el niño pudiese desarrollar la tolerancia a la frustración, emoción que lo obligará a crear fantasías que lo ayudarán a resistir. Así, las asincronías o fallos en las respuestas son tan necesarios como las respuestas adecuadas, siempre que estén en un umbral que el niño pueda soportar sin desestructurarse.

Unos padres corrientes que simplemente amen a su hijo, que acepten que su misión es la de conseguir que sea un adulto completo y feliz, comprendiendo que el bebé no les pertenece ni ha nacido para completarlos, que el éxito de la crianza es conseguir la máxima independencia de los hijos y que para eso solo necesitan ser espontáneos.

4.9. ¿Cuánto tiempo puede esperarme el bebé? Vida profesional

Lo natural para muchas madres es que durante el embarazo su interés por el mundo que las rodea vaya disminuyendo progresivamente y su atención se centre en exclusiva en su hijo. La madre puede sentirse algo desconcertada al notar que se está apartando demasiado de su anterior vida y que nada volverá a ser como antes. Y es que en esto último tiene razón: nada volverá a ser como antes. Sin embargo, su mundo no ha desaparecido, tan solo ha cambiado y, si todo ha ido sobre ruedas, habrá podido integrar a su hijo sin demasiados problemas. Es posible que se sienta agobiada ante la intensidad del momento, pero le tranquilizará saber que este período, durante el cual el niño lo abarca todo, no dura demasiado. Esta intensa atención que requiere su hijo recién nacido exige el máximo esfuerzo en estos primeros momentos, y naturalmente algo de estas características solo puede durar un corto espacio de tiempo, que no se alarga más allá de las primeras semanas.

Esta experiencia es buena no solo para el bebé sino para la madre, que acaba comprendiendo la absoluta necesidad de su hijo con respecto a su amor y que esto, lejos de agobiarla, consolida su relación con él y determina la forma en que será capaz de integrarlo en su vida.

Saber que los cimientos de la salud, de la emoción, de la creatividad y de tantas cosas humanas dependen de su propia actitud durante los primeros meses de vida del bebé puede ayudar a la madre en los momentos en que se sienta especialmente abatida y alejada del mundo. Debe entender que el intenso esfuerzo que ahora realiza le permite fijar las bases del vínculo maternofilial y que de ello dependerá el vínculo que su hijo desarrolle más tarde con el mundo.

Ante esta situación la madre solo puede tener la saludable actitud de disfrutar del momento, descubriendo cosas nuevas sobre sí misma y su bebé. Ha de saber que cuando ella se siente feliz a pesar de los llantos y gritos, el niño percibe que está seguro y que todo resulta confiable. ¿Y qué puede resultar más beneficioso para el bebé en un momento tan crucial que disfrutar de los cuidados que su madre puede ofrecerle? Así, es bueno comprender que el mundo puede seguir sin ella por un tiempo y que otros se ocuparán de que siga girando mientras ella está criando a un futuro ciudadano. Después de todo, el mundo puede esperar.

4.10. ¿Cuánto tiempo puede estar un bebé sin su madre?

Es difícil comprender la percepción que de sí mismo tiene un bebé. Para empezar, ni siquiera sabe que su madre es alguien distinto de él y que se encuentra físicamente separada, pues el pequeño se percibe a través de ella, y la siente como una parte de sí mismo, por eso sus ausencias le afectan especialmente. Y es que, aunque resulte obvio que son dos, funcionan como si fueran uno. Los dos están conectados de manera sensorial. El bebé todavía no ha desarrollado los procesos mentales necesarios como para distinguir dónde acaba él y dónde empieza su madre. Por ello, sus demandas físicas serán como descargas de malestar que solo encontrarán consuelo cuando su madre interprete lo que necesita.

De esta forma, durante esta época cualquier cambio es percibido como oleadas de desorganización que barren su calma. Sin la madre cerca de él, siente una gran vulnerabilidad ante cualquier trastorno. Los cambios externos a él, es decir, que no provienen de su madre o de las personas que acostumbran a cuidarlo, pueden ser percibidos como alteraciones en su equilibrio. Así pues, aquello de que «no se entera» no es verdad: el niño percibe claramente si quien lo cuida es su madre u otra persona.

Aunque no podemos decir que un niño menor de tres meses tenga memoria, sí estamos capacitados para asegurar que el bebé puede esperar a su madre y que durante la ausencia de esta no vive un trastorno tan importante como para no reconocerla a su vuelta. Ahora bien, con cada alejamiento de la madre que resulte excesivo, el niño sufre una pérdida difícil de comprender para los adultos.

Al nacer, si todo va bien, se percibe desde la madre, por lo que todavía no está preparado para soportar la separación real que pueda darse entre ellos. El tiempo que la madre puede estar alejada de su bebé es muy relativo, y depende de factores como la naturaleza del propio niño y sobre todo de su edad, pero cuando la madre empieza a inquietarse y a sentir una necesidad urgente de volver con su pequeño es que se está llegando al límite soportable para el bebé. Así pues, durante las primeras semanas las separaciones no han de ser muy largas. Más adelante, ambos comenzarán a tolerar separaciones cada vez más prolongadas.

Con todo, solemos creer que los bebés algo mayores tienen memoria para mantener en sus cabezas a sus madres cuando estas no están. No es así, de ahí que no sean capaces de resistir ausencias de varios días o semanas seguidos sin que estas desapariciones tengan consecuencias para ellos.

El recién nacido y también el bebé de meses tienen suficientes recursos como para soportar una espera relativa y pueden reaccionar de forma muy distinta ante las ausencias de la madre. Por ello, no es infrecuente escuchar a abuelos o canguros expresar que el bebé ha dormido plácidamente y que se ha portado muy bien mientras la madre ha estado fuera. Muchos bebés duermen desentendiéndose del exterior a la espera de que llegue su madre.

4.11. Algunos padres solo consienten una relación perfecta. ¿Hay que evitarles la preocupación?

Los padres impacientes y con un nivel de exigencia alto no suelen tolerar bien que las cosas transcurran de forma distinta a como habían imaginado. Así, cuando las exigencias propias de la adaptación originan pequeños caos que ponen su resistencia contra las cuerdas, tienden a creer que todo funciona mal, que algo está fallando, que no son lo suficientemente competentes.

Si la exigencia es excesiva, pueden tirar la toalla antes de tiempo y no conseguir una buena comunicación con el niño. Tolerar que la relación con el hijo no sea perfecta les permitirá acomodarse y superar mejor los obstáculos que a la fuerza irán surgiendo. En realidad la relación nunca será perfecta, en el sentido de que no puede convertirse en algo constante, sino que más bien siempre habrá piedras en el camino del crecimiento, que forman parte de la tarea de crianza.

Algunos padres están convencidos de que su tarea consiste en evitar cualquier preocupación a sus hijos, algo que resulta totalmente contraproducente si tenemos en cuenta que, como ya hemos dicho, son las pequeñas y soportables frustraciones las que les permiten estructurarse. Por raro que suene, una de las obligaciones de los padres y los educadores consiste en desilusionar o, lo que es lo mismo, conseguir que el niño poco a poco tome contacto con la realidad y pueda ir aceptando las limitaciones que esta nos impone a todos. El equilibrio está en encontrar la medida de la frustración. Solo las decepciones tolerables son las que estructuran; cuando la frustración es excesiva desborda la capacidad de tolerancia y el resultado desorganiza.

5

Cuando algo no funciona

Las madres que viven la maternidad con dificultades pueden ser el origen de psicopatologías que se manifestarán en la vida adulta del hijo.

DESEQUILIBRIOS EMOCIONALES INVALIDANTES EN EL PERÍODO PUERPERAL Y DEPRESIONES POSPARTO

5.1. Las madres deficientes. Patologías futuras

Cuando la madre no es lo suficientemente sensible a las necesidades del recién nacido por diferentes razones, como pueden ser una enfermedad mental o el infantilismo, o tal vez porque esté pasando por un duelo o por cualquier otra causa que no le permite vincularse como el niño requiere, la salud mental del bebé puede quedar afectada.

Solo en el caso de que la situación sea especialmente grave, el bebé no conseguirá integrarse y generará defensas de protección que alteran su desarrollo psicoemocional. Los bebés están expuestos a sufrir las mayores ansiedades imaginables, estímulos internos y externos que lo desbordan hasta trastornar cualquier estado de calma, algo que afortunadamente no suele llegar a suceder porque la madre lo evita con sus cuidados.

Está claro que el niño depende de la madre, pero esta dependencia no hay que darla por establecida desde el inicio, es algo que se tiene que alcanzar durante los primeros días de vida y que se consolida en los siguientes meses. Solo cuando la madre consiga un ambiente de confianza, donde ella se encuentre presente siempre que él la necesita, será posible la vinculación.

El niño tolera ser dependiente de su madre cuando la localiza justo en el momento en que la necesita.

Si por diferentes causas la madre no está mentalmente disponible para él, sobre todo cuando él la requiera, no confiará en encontrarla, evitará depender de ella y se cerrará en sí mismo. Este comportamiento es el origen de futuras patologías adultas como pueden ser las crisis de pánico y las agorafobias.

Cuando, y este es el peor de los casos, el niño no consigue vincularse —es decir, confiar en la madre— el desarrollo de su personalidad se altera hasta deformarse. Alteraciones tan graves como los trastornos de la personalidad y algunas psicosis en adultos son consecuencias de la imposibilidad del bebé para vincularse con la madre.

Pero también se puede dar otra circunstancia en el proceso de vinculación del bebé con su madre: hay niños que sí consiguen la confianza necesaria en su madre como para crear el vínculo de dependencia, aun así serán proclives a generar patologías futuras.

En estos casos, si la madre tiene un comportamiento nervioso o inadecuado, el bebé ya no desconectará del exterior ni se encerrará en sí mismo, sino que procurará descargar la tensión mediante la hiperactividad muscular. Estos niños suelen ser niños impulsivos y muchos de ellos son más tarde diagnosticados de TDAH (Trastorno por Déficit de Atención e Hiperactividad).

Existe otro trastorno muy frecuente hoy día como son las adicciones a la sensorialidad y que tienen su origen en este temprano período de la vida. Cuando percibe que su entorno no es suficientemente sostenedor, el niño puede generarse o aferrarse a estímulos sensoriales que lo mantendrán relativamente calmado.

De adulto, en momentos de tensión recurrirá a los mismos mecanismos para aliviar las vivencias de angustia, necesitará de experiencias que generen una sensorialidad lo bastante intensa como para permitirle huir de conflictos a los que no puede hacer frente.

Por ejemplo, el uso de drogas proporciona sensaciones fuertes que tapan y distancian de los conflictos, como también lo hacen la ludopatía, la adicción al sexo o a internet o cualquier otra conducta de este tipo, como actitudes de riesgo en adolescentes, actividades deportivas extremas, etc., comportamientos que provocan sensaciones lo suficientemente potentes como para taponar la ansiedad de base. Este tipo de adicciones suele tener su origen en conflictos no resueltos de la primera infancia (durante los tres primeros meses).

De adultos usamos las defensas que se fijaron en esta primera etapa de la vida, en la que la capacidad de reacción ante los estímulos y parte de nuestro comportamiento más instintivo se fijan a nivel neuronal.

Cuando la madre genera situaciones estresantes para el feto y para el bebé, provoca que el cortisol, la hormona del estrés, actué constantemente sobre un cerebro en pleno desarrollo, algo que acaba interfiriendo en el funcionamiento normal de neurotransmisores y neurorreceptores, de manera que altera y daña las áreas cerebrales que regulan las emociones.

Más tarde el cerebro reacciona de forma estresada por estímulos ante los cuales no debería hacerlo. A lo largo de la vida estos mecanismos de funcionamiento neuronal que se instalaron entonces son los que propician comportamientos de hiperactividad, así como trastornos afectivos más profundos.

En cambio, cuando el vínculo ha sido estable y seguro, el nivel de cortisol se mantiene constante, lo que favorece interconexiones neuronales que permiten una mayor resistencia al estrés en el futuro.

5.2. Madres que no pueden separarse de su bebé

Durante los primeros meses de vida, la adaptación de los padres y en especial de la madre tiene que ser casi completa, pero esta realidad no puede hacernos olvidar que la finalidad de la crianza es la de conseguir niños independientes y autónomos, lo que quiere decir que, si todo ha funcionado bien, la dependencia extrema que el bebé tiene de su madre irá evolucionando poco a poco y este podrá ir ganando autonomía. Sin embargo, no todas las madres aceptan la independencia que con respecto a ellas va a ir adquiriendo el niño, pues pueden sentirse mal ante la incipiente curiosidad por el mundo que el pequeño desarrolla tal vez por una vivencia de abandono que ella experimentó en su propia infancia.

Cuando es la madre la que no puede adaptarse a la necesidad del niño, este se adapta a las de ella aunque deba pagar un elevado precio. En el caso de que el niño no se sienta autorizado o apoyado en el camino hacia la independencia, perderá el interés por el entorno, y puede ser entonces que, en lugar de experimentar el placer de la autonomía, solo encuentre temores e inseguridades. Se trata de niños que más adelante no logran separarse de sus padres sin sentirse angustiados, a los que les cuesta aceptar nuevos alimentos, o que presentan angustia ante situaciones nuevas o ante cualquier cambio, una situación que llega a ser agobiante para todos.

Cuando lo que ocurre es que la madre no puede tolerar la separación, se altera la evolución natural del crecimiento, con lo que se alargan indefinidamente situaciones como por ejemplo el destete o el colecho, o retrasando otros logros que el niño no se siente autorizado a llevar a cabo.

Es necesario que la vida propia e individual de cada miembro de la familia siga existiendo más allá del terremoto del primer año de vida del bebé. Y es que los hijos deben tener el papel que les corresponde y ser considerados como lo que son: niños. Deben ser respetados como tales y por esta razón se les tiene que proveer de límites razonables. Precisamente una de las finalidades que tiene la adaptación de las primeras semanas de vida es la de conseguir que el bebé se convierta más adelante en un niño autónomo: tras haber dispuesto de sus padres por completo, luego empieza a explorar otros mundos distintos a ellos, pero siempre desde la seguridad que le da saber que están ahí apoyándolo.

5.3. Madres narcisistas

La sociedad patriarcal en la que vivieron nuestros abuelos y abuelas no dejaba demasiado espacio para que las mujeres pudieran ser algo más que madres, pero ahora se corre el riesgo de que caigamos en el lado contrario: el de las mujeres que no tienen espacio para la maternidad. Me refiero a la dificultad que tienen muchas mujeres para conciliar su vida profesional y la maternidad. Las hay que a pesar de desarrollar una profesión no renuncian a la maternidad, y otras que deciden renunciar a la maternidad sublimando el instinto materno en otros objetivos vitales igualmente gratificantes, ambas cosas son legítimas. Pero hay personas, tanto hombres como mujeres, incapaces de vincularse amorosamente al hijo, algo difícil de conseguir en el caso de que exista un narcicismo patológico. Este tipo de individuos usan a las personas que tienen a su alrededor para quererse a sí mismas, y sus hijos no tienen por qué ser una excepción. En el caso de las mujeres, son personas que no pueden llegar a convertirse en verdaderas madres, aunque muchas de ellas tienen hijos. Se trata de madres narcisistas que viven las necesidades de sus hijos como verdaderos ataques a su condición de mujer o a su progreso social o profesional. Desgraciadamente, esto tiene unas consecuencias nefastas para los recién nacidos.

El mensaje contradictorio e irreal acerca de cómo tienen que abordar la maternidad, difundido hoy en día a través de la red o de los medios de comunicación, tal vez llegue a confundir a muchas mujeres: pueden sentirse abatidas o culpables por no estar estupendas a todas horas cuando la realidad les exige dedicación y entrega al hijo. Vemos cómo mujeres famosas embarazadas necesitan pocos días para volver a la actividad profesional, como si fuera posible compaginar las primeras semanas de vida de sus hijos con un horario laboral completo. Se trata de un mensaje narcisista que hace creer al resto de las mujeres que todo es posible: tener una maravillosa figura dos días después del parto, seguir como si nada hubiera ocurrido y a la vez criar a un maravilloso bebé. Además, constituye una forma más de machismo, que obliga a las madres a tener una actitud masculina ante la maternidad. Y la sociedad en general aplaude a estas mujeres que dan una imagen de completitud, cuando lo que se demuestra es un desconocimiento cada vez mayor de las necesidades que un bebé tiene en los primeros meses de vida. Parece ser que una mujer competente es la que sigue ejerciendo su trabajo, aunque para ello tenga que dejar a su hijo de pocas semanas a cargo de otra persona.

Afortunadamente, a la mayoría de las mujeres, madres corrientes y con el narcisismo justo, les resultaría imposible deshacerse de su pequeño aunque fuera por unas horas, al menos durante las primeras semanas. Sin embargo, no dejamos de ver casos de figuras públicas que hacen todo lo contrario. Podría establecerse un modelo muy interesante para mujeres y hombres si se diese ejemplo en este sentido: que estas mujeres se apearan del mundo para dedicarse a su hijo y se reincorporaran solo después de que el niño ya haya desarrollado la confianza suficiente como para esperarlas. Es urgente proteger a las madres y a los padres trabajadores con bajas de maternidad y paternidad más prolongadas.

PSICOSOMÁTICA
Y NEUROCIENCIA

5.4. El niño no se angustia, se enferma

Madre e hijo forman una unidad funcional de dos polos que deben estar en equilibrio, pues cualquier alteración de uno de ellos afectará al otro. Durante los primeros meses, el psiquismo del bebé aún se encuentra en una fase embrionaria, lo que se traduce en una incapacidad evidente para integrar a nivel psicológico los estados de tensión a los que está sometido. Y es su madre la que lo sustituye en esta función, impidiendo que el niño sufra y ayudándolo a organizar sistemas mentales precarios que sostienen su caos interno. Así, la madre compensa la insuficiencia psíquica del niño, le presta su psiquismo, con lo que logra estructurar su desorganización hasta conseguir el equilibrio que necesita para su desarrollo.

Al funcionar ambos como una unidad psicosomática, el niño es también depositario de las tensiones internas e inconscientes de la madre; percibe de forma directa el inconsciente de esta. Sus órganos perceptivos son sensoriales, lo que quiere decir que su percepción está en un registro más profundo, percibe mucho mejor las señales inapreciables e intangibles del inconsciente de su madre que los cuidados conscientes que esta pueda darle, lo que explica que, aunque la madre mantenga un cuidado consciente y correcto, el niño pueda percibir sus conflictos internos y somatizarlos.

Alteraciones como los cólicos del primer trimestre o el insomnio del lactante son trastornos funcionales que aparecen cuando la madre emite señales contradictorias, constitutivas en estos casos de un trauma permanente que desestructura al niño. Los médicos, ante este tipo de trastornos, suelen decantarse por una explicación simplista y los achacan a la inmadurez del niño, o pueden limitarse a atribuirle un origen idiopático, es decir, desconocido. Sin embargo, a menudo se observa que los síntomas mejoran cuando el niño se encuentra hospitalizado o con la niñera, por lo que no se puede achacar el cuadro sintomático a la inmadurez, pues de ser así persistiría en el caso de alejar al bebé de la madre.

El bebé no se angustia, se enferma. Y no puede angustiarse porque todavía no cuenta con la capacidad de organización mental suficiente como para poder hacerlo. De ahí que, cuando aumenta la tensión, solo consiga descargarla de forma corporal, es decir, enfermando.

5.5. Oxitocina, amor y otros placeres

El cerebro del recién nacido es mucho más complejo de lo que se pensaba hasta hace poco, pues cuenta con una plasticidad extraordinaria que lo vuelve especialmente maleable a las influencias del entorno. Y resulta que el entorno somos nosotros, los padres, por completo prendados de nuestro bebé. Pero ¿qué es lo que sucede también en nuestro cerebro cuando nos enamoramos del recién nacido?

Hay una hormona que es fundamental y que participa de lo que podríamos llamar la biología del vínculo afectivo, la oxitocina, presente en todos los mamíferos. Esta hormona aumenta sus niveles durante el embarazo y justo después del parto se produce un pico que se mantiene durante toda la lactancia. Es la encargada de incrementar el placer que la madre siente cuando abraza a su hijo, cuando se ocupa de él, lo que la convierte en una madre feliz.

Pero ¿qué pasa con los padres? Se realizó un estudio muy interesante en que se medían los niveles de oxitocina y prolactina. En el año 2001 la neuróloga Ruth Feldman coordinó una investigación conjunta de las universidades de Yale (Estados Unidos) y de Bar-Ilan (Israel) que mostró que, en los padres comprometidos con la crianza, los niveles de oxitocina y prolactina aumentaban hasta igualarse con los de las madres que, como consecuencia del embarazo y la lactancia, presentaban niveles elevados de estas dos hormonas.

La condición para que los niveles de oxitocina aumenten es que, aunque exista una madre que sostenga el vínculo primario con el bebé, estos padres sean padres comprometidos con la crianza, capaces de disfrutar de sus recién nacidos y de cuidarlos. Es la actitud de responsabilidad la que aumenta la segregación de oxitocina. El incremento de los niveles de esta hormona a su vez actúa sinérgicamente aumentando el placer y el disfrute.

Con esto en mente, podemos asegurar que la paternidad es biológica y tan profunda como la maternidad. Sin embargo, hay algunas diferencias que confirman que no es lo mismo ser la madre, con independencia de que ese rol lo asuma una mujer o un hombre, que hacer de padre.

Esto lo viene a confirmar la anatomía del cerebro. El pico de oxitocina que experimenta la madre durante el parto activa una estructura muy primitiva del cerebro, la amígdala, que es la encargada de regular y estimular la capacidad para preocuparse por el bebé. Una vez activada, permanece así definitivamente, no importa la edad que tenga el hijo.

La pareja de la madre, es decir, el padre, no sufre esta activación de la amígdala, sino que en su caso esta permanece con un tamaño normal por muy comprometido que esté con la crianza y por muy activada que esté su oxitocina.

Pero hay algo asombroso y que reveló el escáner de los cerebros de hombres que realmente ejercían de madres, sin que existiera otra madre para el niño que ellos. En ellos la amígdala se reactivaba e igualaba el tamaño de las amígdalas de las madres biológicas. Esta es una revelación determinante porque certifica, en primer lugar, que la función materna es un rol y que, por lo tanto, puede ser ejercida por cualquiera que quiera asumir esa responsabilidad; y, en segundo, que el vínculo materno es específico y exclusivo: solo puede existir una madre.

Todos sabemos que, cuando el bebé llora por la noche, suele ser la madre la que lo escucha; quizá sea el padre el que se levante y lo cambie, pero es la madre la que no puede dormir. Es la madre o la persona que ejerza como tal la que lleva el peso del vínculo primario y exclusivo con el recién nacido.

5.6. El tipo de crianza afecta al nivel de cortisol y al desarrollo del hipotálamo

El niño nace con la capacidad de interactuar con el entorno, esto es algo innato en él, así que necesita de una buena relación con sus padres para poder desarrollar esta aptitud. Esto supone un requisito para su crecimiento. Por lo tanto, según el tipo de crianza que lleven a cabo sus padres, se desarrollarán de un modo u otro su cerebro y las cualidades básicas de su personalidad.

Evidentemente, el estrés es algo inevitable e inherente a la vida y todos segregamos cortisol cuando nos estresamos, incluidos los bebés. Este hecho se comprobó mediante un estudio de 1994 a cargo de Ed Tronick: los bebés que habían tenido una buena relación con sus madres reaccionaban ante situaciones estresantes con un nivel más bajo de cortisol que aquellos que mantenían relaciones dificultosas. Estos últimos sufrían más estrés y, por consiguiente, su nivel de cortisol aumentaba. Esto quiere decir que, cuando un bebé tiene una experiencia positiva con sus padres, su nivel de resistencia al estrés aumenta y muestra niveles más bajos de cortisol, lo que le permite responder mejor en momentos difíciles. Esto da una idea del efecto que la crianza tiene sobre el bebé y de cómo puede condicionar su futura relación con el mundo.

También hay evidencias en torno a cómo el tipo de crianza determina la morfología y las capacidades del cerebro. En otro estudio de Anne Rifkin-Graboi, «Head Infancy And Early Childhood Research», de 2015, se escaneó el cerebro de un grupo de recién nacidos y se comprobó que el tamaño del hipotálamo de unos y otros no presentaba diferencias significativas. También se escaneó el cerebro de bebés que tenían entre tres y seis meses de edad y que habían sido sometidos a un estudio previo en el que se observaba y se valoraba la relación que mantenían con sus madres. El resultado volvió a confirmar que el tipo de crianza afecta al cerebro del bebé durante el mencionado período de la vida. Resultaba que los bebés de madres que daban respuestas correctas a las necesidades de sus hijos y se vinculaban afectivamente con ellos presentaban en el escáner el área del hipocampo mucho menos desarrollada que aquellos que mantenían un vínculo dificultoso con sus padres, en los que se apreciaba que el hipocampo estaba algo más desarrollado.

Si tenemos en cuenta que el hipocampo es un área del cerebro que interviene en las funciones de aprendizaje y en el control del estrés, podemos deducir que la hipertrofia de estas zonas implicará que estos niños se encuentran más estresados, obligados a estar más alerta ante las dificultades que presentaban sus madres para vincularse con ellos. Es decir, ya en edad muy temprana el cerebro muestra las huellas del tipo de crianza.

BASES PARA LA INTELIGENCIA

5.7. El retraso mental como defensa ante una realidad hostil

Al principio, desde el caos, es necesario que se produzca la integración de algo mental para que aparezca la vivencia de una cierta unidad que permita al bebé percatarse de que existe y percibir alguna conciencia de sí mismo. Sin esta mínima apreciación no son posibles ni la inteligencia ni la psicología.

Es verdad que el determinismo biológico y la genética empujan hacia la integración, pero si no se dan las condiciones ambientales adecuadas, es decir, una madre lo suficientemente capaz, esta integración no es posible por muy sano que se encuentre el cerebro. Esto significa que conseguir una buena salud mental no es una capacidad incorporada al desarrollo espontáneo y que depende de los cuidados que la madre prodiga al niño. De esta forma, algunos niños en entornos muy desfavorables alcanzan la integración mínima de su psiquismo para escapar de un estado de inexistencia; sin embargo, el crecimiento cognitivo que se ha iniciado puede paralizarse ante las agresiones que perciben de un entorno hostil. En esos casos extremos, el pequeño se inhibe desconectando del exterior. Así se protege del dolor que el entorno le inflige y escapa del malestar, pero con secuelas irreversibles para su funcionamiento cognitivo. Su desarrollo mental se verá afectado de forma definitiva y su coeficiente mental también. Las actitudes de curiosidad, juego y exploración imprescindibles para el desarrollo se detienen, lo que impide aún más el contacto con el exterior.

5.8. ¿Quién quiere tener un hijo superdotado?

Muchos padres narcisistas suelen dar más valor a un niño que deslumbre a maestros y adultos con sus precoces habilidades intelectuales que a un niño capaz de ser feliz y generar felicidad. Estas cualidades de hipertrofia cognitiva empiezan a organizarse en el inicio de la vida, y dependen del intercambio físicoafectivo con la madre. Este mecanismo de adaptación a la exigencia del entorno no deja de ser una patología porque complica el correcto desarrollo de la capacidad emocional. Por ejemplo, un niño puede tener un coeficiente intelectual medio y haber tenido un desarrollo emocional correcto, lo que le permite ser una persona valiosa e interesante con capacidad para hacer felices a los que lo rodean y a sí mismo. Un desarrollo emocional adecuado proporciona y potencia la capacidad para amar. Y en el polo opuesto, encontramos a un niño «superdotado», con un coeficiente de inteligencia altísimo y una capacidad intelectual también considerable, y al que no se le ha permitido tener un buen desarrollo emocional. Es probable que este niño se haya pasado la infancia deslumbrando y atrayendo el amor de los padres con su precoz talento.

En la mayoría de los casos, estas hipertrofias intelectuales suelen ser la compensación de alguna exigencia del entorno que usa al niño para su propio narcisismo e impide que se sienta emocionalmente capacitado para desarrollar una personalidad rica y creativa. Es posible que de adulto este niño superdotado pueda conseguir éxitos profesionales, pero por desgracia también es posible que su vida emocional siga siendo la del niño que no pudo ser, con toda la infelicidad que esto comporta.

Cuando el CI (coeficiente intelectual) está exageradamente hipertrofiado en los niños, por lo general hay que pensar que existe un desequilibrio en la crianza que lo ha obligado a desarrollar esa hipertrofia intelectual, a costa siempre de una inhibición en el desarrollo emocional. Todos sabemos que un CI alto no garantiza una buena salud mental: muchos niños y adultos psicóticos obtienen resultados sobresalientes en este tipo de test, lo cual no garantiza ningún rendimiento de estas aptitudes.

Pero existe otro tipo de desarrollo precoz relativamente frecuente. Se empieza a generar al inicio de la vida, cuando existen en la madre determinadas inadaptaciones a las necesidades del bebé. En estas circunstancias el niño se ve obligado a desarrollar en falso su personalidad, y se adapta a las carencias maternas madurando de forma precoz en su desarrollo cognitivo, pero a costa de una parte de sí mismos. De adultos estos niños desarrollarán personalidades intuitivas que los convertirán probablemente en personas capaces, pero que podrán sentirse inestables en su vida emocional.

Lo que verdaderamente importa es que exista un buen

desarrollo emocional que garantice que todo el material genético heredado se pueda expresar de forma creativa. La crianza no puede convertirse en una traba para el desarrollo, sino que tiene que resultar en una protección que potencie al máximo todas las cualidades innatas del niño.

6

Casos clínicos y experiencias

6.1. Saltar para mantener viva a mamá

Paula tenía seis meses de edad cuando la vi por primera vez en mi consulta. Unos días antes su padre me había llamado para pedirme una cita. La consulta no era para él, sino para su mujer, Rosa, madre de Paula. Me explicó que Rosa se encontraba muy deprimida desde hacía tres meses. El padre de Rosa, el abuelo de Paula, había fallecido de manera repentina. Rosa era hija única, huérfana desde muy niña, y había sido criada por su padre, al que se sentía profundamente unida, por lo que la muerte de este la había dejado sumida en una profunda melancolía.

Me sorprendió la escena que formaban los tres sentados ante mí. Paula saltando alegremente sobre las rodillas de su padre y emitiendo ruidosos grititos de placer cada vez que conseguía elevarse. A su padre, habituado a los incansables movimientos de ella, parecía no importarle demasiado la incomodidad de la situación. La madre permanecía sentada al lado de ellos, ajena al barullo que la niña ocasionaba, abatida como si un peso la aplastara y la dejara sin fuerzas siquiera para hablar.

Normalmente atiendo a solas a la persona que me consulta, pero en este caso la preocupación del padre de Paula y la incapacidad de la madre para consultar motivó que los recibiera juntos.

De la escena lo que más chocaba era la incansable actividad de Paula, que no paraba de moverse, risueña y divertida, algo que contrastaba con la tristeza de la madre, que permanecía inmóvil, con la mirada perdida. El aspecto de Paula también me llamó la atención; su tamaño y peso estaban por debajo de lo que sería normal para una niña de su edad. Sin embargo, curiosamente, su motricidad se encontraba increíblemente desarrollada. Se sostenía de pie y su expresión era la de una niña mucho mayor.

Paula de vez en cuando miraba a su madre y hacía el ademán de querer abalanzarse sobre ella, cosa que no producía la más mínima reacción por parte de su madre. Cada vez que realizaba esta maniobra fallida, Paula aumentaba los saltos y los ruiditos jocosamente como reacción al rechazo pasivo de su madre. Por momentos también buscaba la mirada de su madre y si conseguía que se la devolviera, le dedicaba una espléndida sonrisa que no lograba más respuestas.

La muerte del padre de Rosa no solo había producido en ella el dolor que cabía esperar, sino que había reactivado la pena que permanecía reprimida en su interior tras la muerte de su propia madre cuando era una niña. El pesar había sumido a Rosa en una depresión que la había dejado sin energía para seguir cuidando de su hija.

En realidad, la niña saltaba y se mantenía exageradamente vital en un empeño desesperado de llamar la atención de su madre y poder así reanimarla. El hecho de que durante los tres primeros meses Paula y su madre tuvieran un vínculo lo bastante bueno entre ellas había permitido que la niña comenzara a percibir que tenía existencia propia y que era un ser separado de su madre. Lo que propiciaba que, a pesar de su corta edad, ya hubiera adquirido la capacidad para modificar su comportamiento en pos de un objetivo, el de recuperar a la madre tal como la había conocido.

La muerte del abuelo la había dejado huérfana de madre, porque en realidad esta se encontraba físicamente presente, pero no estaba emocionalmente disponible para ella.

El crecimiento corporal de Paula se había detenido; tanto su talla como su peso habían dejado de aumentar, y su tamaño se correspondía más con el de una niña de tres meses que con el de una de seis. Parecía que necesitaba a la madre de antes para seguir creciendo.

Los bebés que han mantenido un buen vínculo con su madre durante los primeros meses de vida consiguen empezar a tener conciencia de sí mismos. Si por alguna razón la madre durante este período se deprime, el niño es capaz de echarla de menos y de intentar modificar su conducta. La reclamará tal como la conocía, llorará, la buscará y se quejará en un intento de encontrarla. Pero si la madre continúa en su actitud depresiva, el bebé después de un tiempo de lucha perderá la esperanza y sucumbirá también a la depresión materna. En aquel momento Paula aún no había entrado en un estado de desesperanza, aún mantenía viva la lucha para que su madre volviera.

Al inicio de la vida, las madres determinan la forma en que comenzamos a existir. Esa vivencia nos acompañará siempre y será definitiva a la hora de saber qué es lo que buscamos en nuestra vida y dónde encontrarlo. En realidad siempre andamos buscando en el futuro algo que ya tuvimos en el pasado.

6.2. La recién nacida que no quería mamar del pecho izquierdo

Ángela, una mujer de cuarenta y siete años, me contó en la consulta que cuando ella era una recién nacida se negó a mamar del pecho izquierdo de su madre. Le explicaron que se ponía «tiesa» y lo rechazaba, sobre todo si su madre insistía en ofrecerlo, pero curiosamente no ocurría lo mismo con el derecho, del que mamaba sin dificultad. Este comportamiento en una recién nacida es muy enigmático. Como es lógico, no existe ninguna razón médica para que un bebé rechace un pecho y mame con normalidad del otro. En este caso, el hecho había sido observado tanto por su padre como por otros familiares.

Doce años después de que ella naciera, su madre sufrió una mastectomía del pecho izquierdo. Ángela había tenido una hermana mayor que había muerto de neumonía con dos meses de edad. La forma en que ocurrió el fatal desenlace fue muy dramática para su madre, que por aquel entonces vivía en un pequeño pueblo. La madre de Ángela había llevado varias veces a la niña al hospital de una ciudad cercana a su pueblo, pero nadie detectó ni diagnosticó la neumonía que la niña padecía desde hacía unos días. Volvían a casa con un jarabe y poco más. En el último día de vida de la niña, la madre la tuvo en brazos toda la noche hasta que murió.

Pensé que cabía la posibilidad de que la madre sostuviera durante horas a su hija moribunda con el brazo izquierdo, porque, en principio, parece lógico pensar que una madre diestra pueda sostener al hijo con el brazo izquierdo, simplemente para dejar hábil el derecho. Ángela me confirmó que su madre era diestra.

Imaginé lo difícil que debió de ser para su madre separarse del cuerpo sin vida de la niña después de sostenerlo durante horas, y el hueco que debió de dejar, en su pecho izquierdo.

La razón de que Ángela de recién nacida no tolerara mamar del pecho izquierdo de su madre tenía relación con la proyección que esta hacía del trauma que había dejado la prematura muerte de su otra hija; ella inconscientemente no podría permitir que Ángela ocupara el pecho en el que había muerto la hermana, que bebiera la leche envenenada que bebió su hermana. No podía permitir que Ángela muriera.

La fusión entre madre e hijo en las primeras semanas es total, el bebé percibe el inconsciente de la madre, no la realidad. Así, la actitud de Ángela venía provocada de manera inconsciente por su madre, que no podía soportar la idea de que ella también pudiera morir. El recién nacido no es un ser independiente que crece tan solo por que lo alimentamos. Su crecimiento es algo más complejo y depende totalmente del estado emocional más profundo de la madre.

6.3. ¿Te encuentras bien?

Mi paciente tenía treinta y ocho años cuando lo empecé a tratar. Era un hombre conocido en el mundo del deporte y que conseguía dar una imagen de seguridad tanto en privado como en público. Nadie imaginaba lo que le costaba mantener esa fachada.

Hacía años que tomaba ansiolíticos, porque vivía en constante ansiedad, siempre bajo la tensión de que en cualquier momento podría ocurrir alguna tragedia. Algo que evidentemente nunca sucedía. A pesar de esa vivencia de inseguridad que no le abandonaba nunca, consiguió montar una imagen de sí mismo que le permitía esconder su fragilidad ante los demás, por supuesto a costa de un gran desgaste personal. Hasta entonces no había conseguido formar una familia, ni afianzarse en ningún lugar. La terapia fue el primer espacio donde logró la seguridad suficiente como para mostrarse tal cual era, sin temor a ser rechazado.

Un día nada más entrar me dijo: «¿Te encuentras bien?». «Claro —le contesté—, por qué?» «No sé, te veo mala cara.» La verdad era que a mi cara no le pasaba nada. Más bien era algo que él proyectaba de sí mismo en mí. A partir de entonces no hubo ni un solo día que no me preguntara lo mismo en cualquier momento de la sesión.

Cuando era un bebé de dos meses y aún mamaba, su madre sufrió un accidente que le fracturó los dos brazos. Fue internada y estuvo separada de él algunas semanas y, como consecuencia de ello, tardó varios meses en volver a cogerlo de nuevo. Ella desapareció súbitamente, al igual que el pecho. La separación de su madre en un momento en que él todavía era totalmente dependiente de ella y cuando aún no estaba preparado para separarse le dejó una huella que lo acompañó para siempre.

También la madre desconectó de él: cuando volvió le pareció un niño mayor a pesar de que seguía siendo un bebé, y tuvo la impresión de que ya no la necesitaba.

Durante la separación, él había aprendido a arreglárselas sin ella, escondió su fragilidad y se mostró autosuficiente. Pronto la madre quedó embarazada de nuevo y mi paciente, que aún era un bebé, se convirtió para su madre en un niño mayor que no la requería. Por supuesto, no era verdad: él seguía siendo un bebé muy necesitado que, al madurar prematuramente, tan solo se estaba defendiendo del abandono.

Este hecho en una edad tan prematura marcó en gran medida la personalidad de mi paciente. Siempre era percibido como alguien que no necesitaba de los otros, sino que más bien siempre estaba presto para ayudar. Intentaba por todos los medios que no se descubriera su auténtica naturaleza, que fueran los demás los que dependiesen de él, nunca al contrario.

En el momento en que empezó a confiar en su terapia, comenzó también a depender de ella. Esta era una nueva situación para él, pues durante toda su vida había logrado evitar cualquier situación de dependencia. Y ese era el motivo por el que me preguntaba tan a menudo si me encontraba bien: al empezar a depender de la terapia se agudizaba el temor a que se repitiera su trauma infantil: si yo de repente me encontraba mal y desaparecía, justo ahora que él empezaba a depender del tratamiento, no habría podido soportarlo; el trauma podría repetirse, y eso era algo de lo que se tenía que defender constantemente.

6.4. El pasado y los hijos. Las razones ocultas

Recuerdo a Claudia, la atendí hace ya unos años, tenía entonces unos treinta y nueve. Llegó a mi consulta después de que su matrimonio de doce años con Pedro se rompiera. No podía comprender qué había fallado. Entre ellos todo había ido bien hasta que la idea cada vez más fija de ella por tener un hijo empezó a presionarlos.

La edad instaba a Claudia en su anhelo de ser madre. Su deseo de maternidad se convirtió en una prioridad y comenzó la cruzada para convencer a Pedro. Finalmente, después de algunos meses de tira y afloja, él accedió y pronto Claudia se quedó embarazada.

La futura paternidad de Pedro despertó, como ocurre en la mayoría de los padres, vivencias inconscientes que, en su caso, reactivaron antiguos conflictos, miedos de los que él no era consciente. En la familia de Pedro siempre existió el convencimiento de que los hijos son algo más que una obligación, son una carga que te atrapa irremediablemente. En realidad así había sido para sus padres, que siendo muy jóvenes tuvieron que asumir las responsabilidades de un embarazo indeseado que frustró para siempre los proyectos de futuro que ambos tenían. Las quejas y reproches del padre a su madre por lo que había supuesto ese embarazo fueron constantes durante toda la infancia de Pedro. La deteriorada relación matrimonial entre ellos conducía a frecuentes planteamientos de separación; sin embargo, en cada intento de separación, aparecía un nuevo embarazo que perpetuaba la atadura y frustraba los deseos de libertad del padre.

Aquella relación de manifiesta insatisfacción por los hijos se convirtió para el pequeño Pedro en un verdadero trauma infantil que nunca superó y que quedó en su inconsciente, silente, sin mostrar síntomas.

De niño Pedro se identificó con la vivencia de estar atrapado experimentada por el padre en su matrimonio, por lo que para él quedó claro que los hijos solo te atan y se apoderan de parte de tu vida. El embarazo de Claudia reactivó en él aquel trauma infantil y Pedro empezó a tener una sensación de ahogo ante la responsabilidad, que por cierto nunca relacionó con el embarazo. Simplemente pensó que su matrimonio había dejado de funcionar y que tenía unas ganas irreprimibles de libertad.

Experimentó, como puede ocurrir entre algunos padres primerizos, el impulso de huida. Su angustia fue tal que decidió romper el matrimonio y marchar a trabajar a otra ciudad. Claudia poco después perdió el hijo que esperaba.

Ninguno de los dos relacionó la crisis matrimonial con la aparición del embarazo, pero fueron las razones ocultas en el inconsciente de ambos las que desencadenaron el desenlace.

Claudia de niña había sido abandonada por su padre, así que el abandono de Pedro activó algo de sí misma también inconsciente, que provocó que no pudiera sobrellevar el embarazo por su cuenta.

El deseo de tener un hijo proviene de muy lejos, de las vivencias infantiles con nuestros padres, de deseos de realización, y de otras muchas motivaciones ocultas que se enraízan en el pasado de cada uno. Por eso, cuando se despierta el anhelo de un hijo también se activan complejos inconscientes que permanecían silentes y que empiezan a mostrar síntomas.